3 METHODEN HEILFASTEN

Impressum

Bildnachweis:
Cover: fotolia.de
U4: Privat
Alle Rezeptfotos: Peter Barci (außer Seite 81)
Hintergrund Seite 81: Peter Barci
Seite 8: ©Kurhaus Marienkron
Seite 10: ©Emmerich Mädl/Kurhaus Marienkron
Seite 11 links: ©APA Fotoservice Hautzinger
Seite 11 rechts: ©Ingo Petramer
Seite 19: ©Emmerich Mädl/Kurhaus Marienkron
Seite 31: ©Emmerich Mädl/Kurhaus Marienkron
Seite 43: ©Emmerich Mädl/Kurhaus Marienkron

iStock.com: Seiten 12-13, 35, 37, 43, 49, 61, 73
fotolia.de: Seiten 14-15, 17, 18, 21, 22, 23, 25, 26, 29, 30, 33, 39, 41, 42, 45, 46, 76, 78, 79, 80, 81, 84, 85, 86, 88, 90, 92, 94, 95, 98, 100, 101, 102, 104, 105, 106, 108, 110, 113, 114, 118, 120, 121, 125, 127, 128

Impressum:
ISBN 978-3-7088-0670-9

Copyright: Kneipp Verlag GmbH und Co KG
Lobkowitzplatz 1, 1010 Wien
www.kneippverlag.com
www.facebook.com/KneippVerlagWien
Autorin: Dr. Elfriede Rossori, www.dieschreiberei.com
Foodstyling: Eva Fischer, MA
Wir bedanken uns beim Küchenteam
des Kurhauses Marienkron für die Zubereitung der Speisen
Lektorat: Heidi Hölbling-Fellhuber
Cover und Grafik: Oskar Kubinecz, www.kubinecz.at
Druck: Theiss GmbH, A-9431 St. Stefan

Printed in Austria
1. Auflage, Jänner 2016

Elfriede Rossori

3 METHODEN HEILFASTEN
mit Säften
oder Suppen
oder veganer Diät

8 Tage fasten & richtig essen danach

Inhalt

Vorwort 9
Grußworte 10

Heilfasten
Zur Planung des Fasten 14
Tag 1 – Etwas Neues beginnt 16
Tag 2 – Ein großer Schritt 20
Tag 3 – Zeit des Loslassens 24
Tag 4 – Loslassen wird leichter 28
Tag 5 – Das Fastenhoch 32
Tag 6 – Vorbereitung aufs Fastenbrechen 36
Tag 7 – der erste Aufbautag 40
Tag 8 – der zweite Aufbautag 44
Nach dem Fasten 48

Fastenrezepte
Obst-Gemüse-Säfte 50
Klare Gemüsebrühe 52
Fasten-Getreidesuppe 54
Pürierte Gemüse-Kartoffel-Suppe 55
Dinkelbrötchen 55
Kompott 56
Bratapfel 58
Getreidebrei 60

Aufbaurezepte

Gedünsteter Brokkoli mit Kartoffeln 62
Gedünsteter Brokkoli mit gekochtem Reis 62
Gedünstete Zucchini 63
Gekochte Polenta 63
Forelle oder Hühnerbrust oder Tofu mit Zucchini und Kartoffeln 64
Gedünstete Gemüsepfanne mit Tofu 66
Kochsalat 66
Tofu-Kräuter-Aufstrich 68
Tofu-Spinat-Aufstrich 68
Grünkern-Karotten-Aufstrich 70
Gerührter Kräuterquark 72

Leichte Rezepte
Suppen

Petersilienschaumsuppe 74
Tomatensuppe 74
Klostersuppe 76
Maronischaumsuppe 78
Krautsuppe 80
Kürbiscremesuppe 80

Inhalt

Leichte Rezepte
Vorspeisen

Marinaden für Blattsalate	82
Gemüsesalat	84
Linsensalat	85
Fenchel-Orangen-Salat	86
Kamut-Getreidesalat	88
Gebratener Kürbis	89
Gefüllte Tomaten	90

Leichte Rezepte
Hauptspeisen

Geflügelragout	92
Gedünstete Forelle	93
Süß-saure Gemüsepfanne	94
Gemüsepfanne mit Bulgur	95
Gemüselasagne	96
Ratatouille	98
Linseneintopf	100
Zucchini-Erdäpfel-Puffer	101
Gefüllte Zucchini	102
Gemüsegulasch	104
Zucchiniquiche	105
Karottenquiche	106

Marienkroner Klostereintopf 108
Sautierte Pilze 110
Erdäpfel-Lauch-Soufflé 112
Erdäpfelstrudel 113
Pastinakenlaibchen 114
Gefüllte Paprika 116
Gebratener Tofu 118

Leichte Rezepte
Desserts
Topfenpalatschinken 120
Kirschkuchen 121
Birnentarte 122
Apfel-Rhabarber-Strudel 124
Apfel-Zimt-Creme 125
Kürbiscreme mit Honig, Rosinen und Muskat 126
Walnussschmarren 128

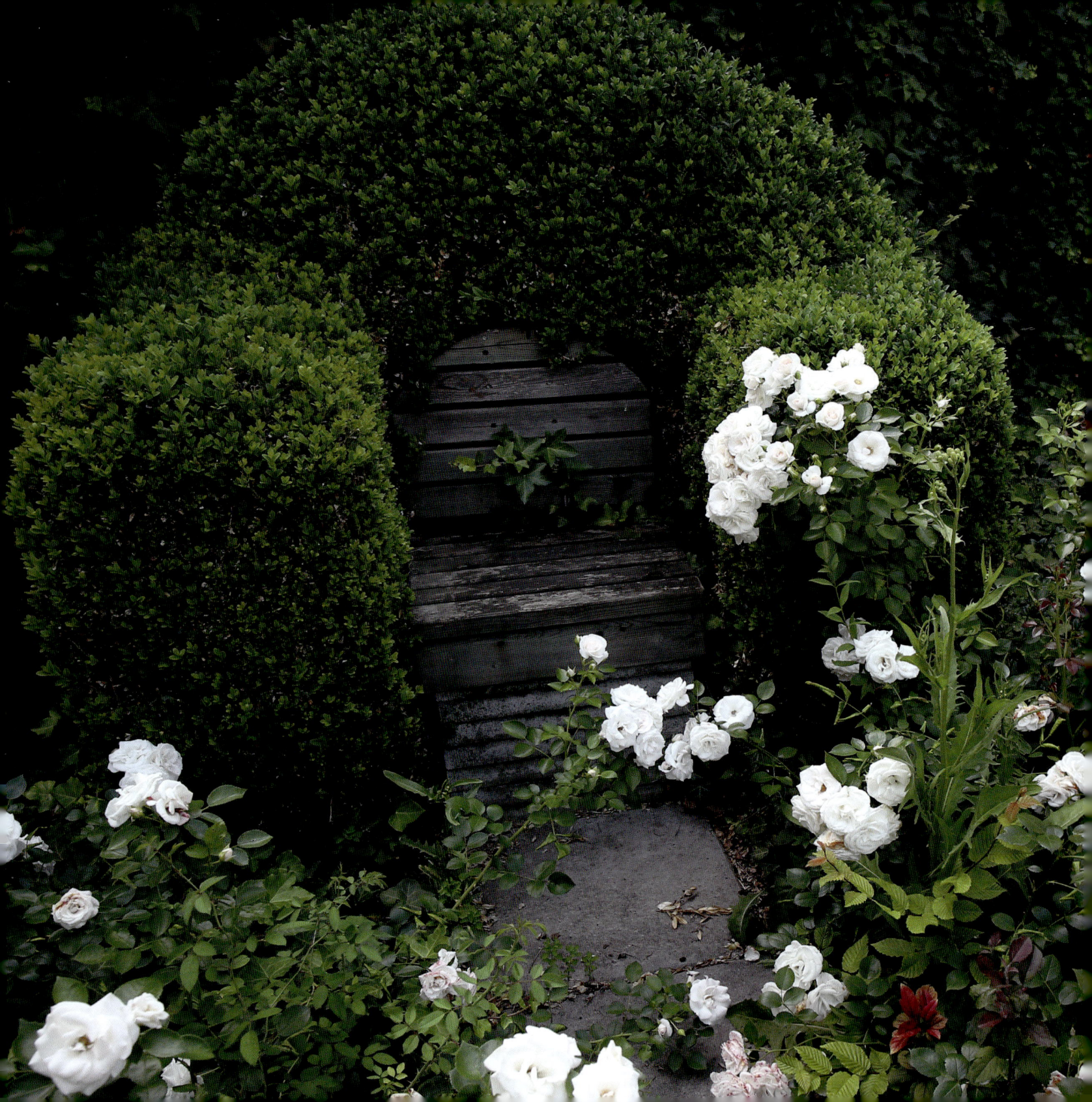

Vorwort

Fasten ist ein Menschheitsthema. Schon in Ur- und Frühzeiten gab es vom Jagdglück abhängige Phasen mit reichlich Essen oder aber mit kargen Mahlzeiten. Später, als die Menschen sesshaft geworden waren und Ackerbau betrieben, war es der Wettergott, der dafür sorgte, dass man satt wurde – oder auch nicht.
Alle Religionen kennen Fastengebote. Im frühen Judentum diente das Fasten der Aussöhnung mit Gott. Im Christentum war es das bewusste Vorbereiten auf religiöse Gedenktage. Schon das 40-tägige Fasten Jesu in der Wüste verweist auf das Bestreben, die Klarheit und Zentriertheit des Geistes zu schärfen, wenn leibliche Bedürfnisse nicht im Vordergrund stehen.
Heute liegt der Fokus auf der gesundheitsfördernden Wirkung des Fastens und das ist – in diesem Ausmaß – eine Erscheinung der modernen Gesellschaften des Überflusses. Die Anzahl der Krankheiten des Herz-Kreislauf-Systems und aller Erkrankungen, die durch zu üppiges und zu häufiges Essen und Trinken verursacht oder verstärkt werden, ist erst nach den Kriegen des 20. Jahrhunderts sprunghaft angestiegen. Auch die Globalisierung hatte und hat ernährungstypische Krankheiten im Gepäck: Nahrungs- oder Genussmittel und Essverhalten unterschiedlicher Kulturen wurden weltweit verbreitet.
Ärzte und Heiler haben sich aber schon zu allen Zeiten mit den Krankheiten, die „im Darm sitzen", beschäftigt und sie zu heilen versucht: Hippokrates, Hildegard von Bingen, Otto Buchinger, F. X. Mayr … Fasten war für viele von ihnen ein Weg zu mehr Gesundheit, und so haben sich im Laufe der Geschichte die unterschiedlichsten Formen einer Nahrungseinschränkung entwickelt: ayurvedisches Heilfasten, Basenfasten, die Schrothkur und vieles mehr.

In diesem Buch stellen wir Ihnen das Marienkroner Fasten vor. 1955 kamen Zisterzienserinnen aus der Abtei Seligenthal in Bayern nach Mönchhof ins Burgenland und errichteten am Eisernen Vorhang das Kloster Marienkron, 1969 gründeten sie dort ein Kurhaus. Medizinische Grundlage für die angebotenen Kuren waren die fünf Säulen der Gesundheit nach Pfarrer Sebastian Kneipp. Auch Fasten und gesunde Ernährung beeinflussen nach Kneipp den Lebensrhythmus und haben eine Heilwirkung auf Körper und Seele. Die Schwestern von Marienkron entwickelten auf dieser Basis ihre Form des Fastens.
Das Marienkroner Fasten umfasst drei Formen: Saft- und Suppenfasten sowie eine vegane Entschlackungsdiät. Je nach körperlicher, aber auch nach geistig-seelischer Verfassung werden die unterschiedlichen Varianten ärztlich verordnet. Dazu wird in Mönchhof ein unterstützendes Programm angeboten, das von Bewegung über die Anwendung von Wickeln und Massagen bis zu Kneippgüssen reicht, und auch die Begleitung und Betreuung durch Ärzte, Ernährungswissenschaftler und Therapeuten umfasst.

In diesem Buch finden Sie eine Anleitung für Ihr persönliches Marienkroner Fasten zu Hause. Es soll ein Begleiter durch acht interessante Tage (sechs Fasten- und zwei Aufbautage) sein, mit Gedanken und Informationen zum Thema und vielen (Erfolgs-) Rezepten – auch für „die Zeit danach".
Probieren Sie es aus – Sie werden sich nicht nur körperlich erleichtert fühlen!

Elfriede Rossori

Grußworte

Die Zisterzienserinnen von Marienkron nahmen schon 1960 in den freien Klosterzellen und in einigen Fremdenzimmern Gäste auf – so konnte die wirtschaftliche Basis der klösterlichen Gemeinschaft gefestigt werden. 1961 besuchten während der Sommermonate bereits 26 Gäste Marienkron. Um sich aber noch mehr in den Dienst am Menschen stellen zu können, eröffnete man 1969 das Gästehaus mit Kneipptherapie, das rasch sehr gut angenommen wurde.

1995 begann in Marienkron eine umfangreiche Bauphase mit vielen Verbesserungen und technischen Erneuerungen, Zimmer mit großzügigen Wohnbereichen und Appartements entstanden. Der Umbau erlaubte es auch, das Kurprogramm und die kulturelle Palette umfassender zu gestalten und ermöglichte ein größeres spirituelles Angebot.

Mit den neuen Miteigentümern, den Elisabethinen Graz-Linz-Wien und dem Stift Heiligenkreuz, machen wir jetzt einen nächsten Schritt in die Zukunft. Renovierung und Erneuerung gehen einher mit einem erweiterten Programm wie zum Beispiel unserer Ernährungsberatung oder einer vegetarischen bzw. veganen Küche.

Unser Kurhaus bleibt dabei das stabile Zuhause, ein Ort der Begegnung und des Informationsaustausches zwischen Menschen unterschiedlichster Herkunft. Wir Schwestern wollen da sein für alle, die kommen, ganz gleich, ob sie Hunger haben nach einer Speise oder Hunger nach innerer Ruhe und Ausgeglichenheit.

Viele Kurgäste empfinden die Gastfreundlichkeit und die besondere, von Spiritualität getragene Atmosphäre von Marienkron wie ein Nach-Hause-Kommen. Sie beweisen ihre Treue oft durch mehrere Aufenthalte im Jahr. In den Dankbriefen, die wir all die Jahre erhalten haben, bezeichnen unsere Gäste Marienkron als eine Oase, als ein Refugium zur körperlichen und geistigen Gesundung, einen Ort der Regeneration für Leib und Seele stressgeplagter Menschen. Sie schätzen die liebevolle Aufnahme, die Geborgenheit, die Atmosphäre von Frieden, Zufriedenheit und Ruhe und berichteten von der Erfahrung, die sie in Marienkron gemacht haben: Gott ist auch für sie da.

**Priorin Äbtissin em.
M. Ancilla Betting OCist**
Abtei Marienkron

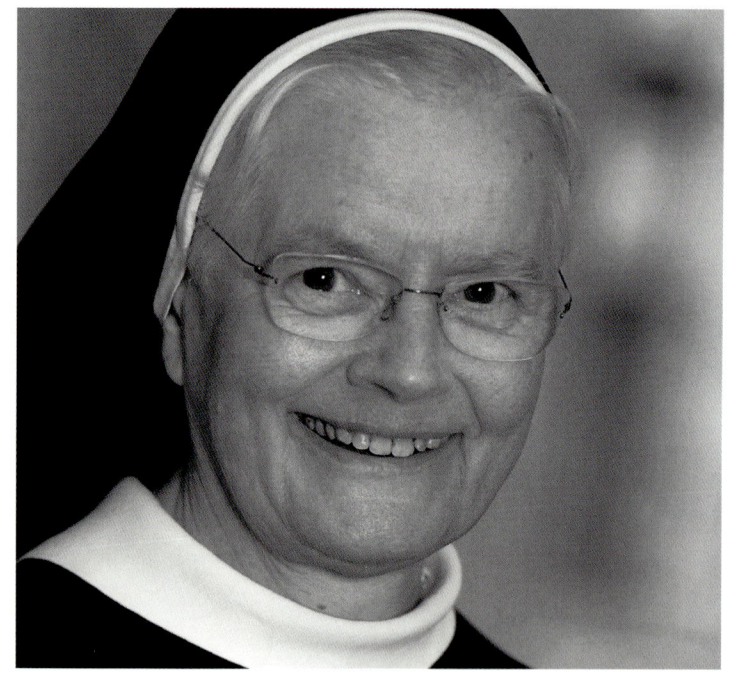

Ich kenne und schätze das Kurhaus Marienkron seit Langem und komme gerne nach Mönchhof. Das spirituelle Umfeld und die geistliche Betreuung sind sehr gut für die Gesundung von Geist und Seele. Dazu kommt die hervorragende ärztliche und ernährungswissenschaftliche Betreuung. Ein auf das aktuelle Befinden abgestimmter Speiseplan ist der erste Schritt zur Wiederherstellung der Gesundheit. Mit diesem Buch können Sie ein Stück Marienkron mit nach Hause nehmen. Beim Nachkochen der Gerichte aus der Küche von Marienkron wird die Schlichtheit lebendig, die uns zurückbringt zum Wesentlichen. Ich wünsche Ihnen gesegnete Mahlzeit!

Toni Faber
Dompfarrer von St. Stephan
Wien

In der wunderbaren Atmosphäre von Marienkron kann ich abschalten und komme zur Ruhe. Für mich ist der Abstand zu meinem Tagesgeschäft wichtig, um wieder in die Mitte zu kommen. Die Monotonie der Speisen des Diätplans schätze ich sehr. Sie ist eine wesentliche Unterstützung meiner Entspannung und eine kreative Pause für meinen Geschmackssinn. Ein regelmäßiger Gesundheits-Check und zumindest einmal im Jahr einige Tage Diät im Kurhaus Marienkron, das bin ich meiner Gesundheit schuldig. Nach einer Woche Marienkron bin ich wieder fit und voll neuer Ideen für den Alltag im Vestibül. Ich wünsche Ihnen eine gelungene Fastenkur und das Erlebnis, wie erfüllend das Wenige sein kann.

Christian Domschitz
Chef de Cuisine im Restaurant Vestibül
Wien

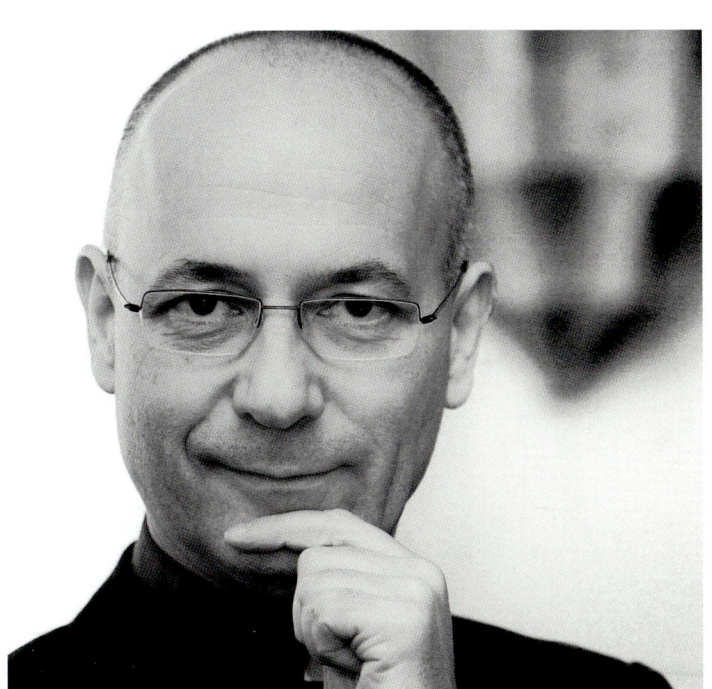
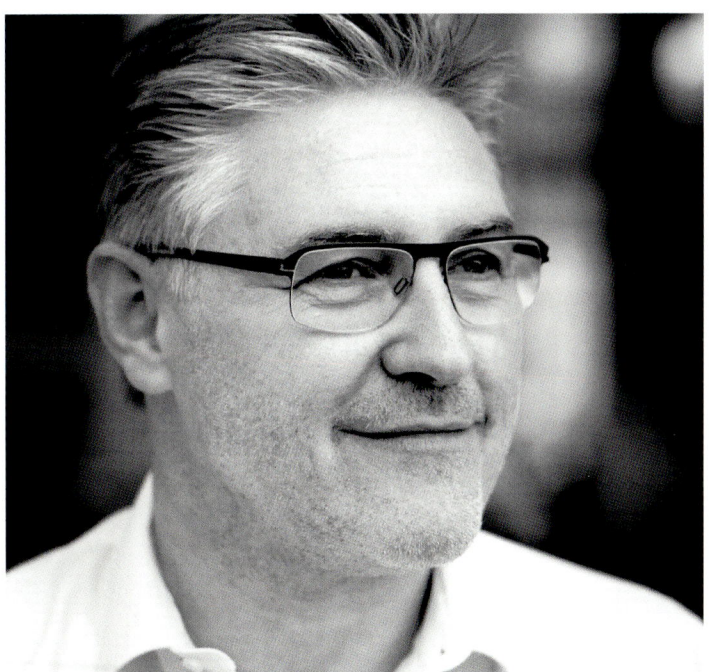

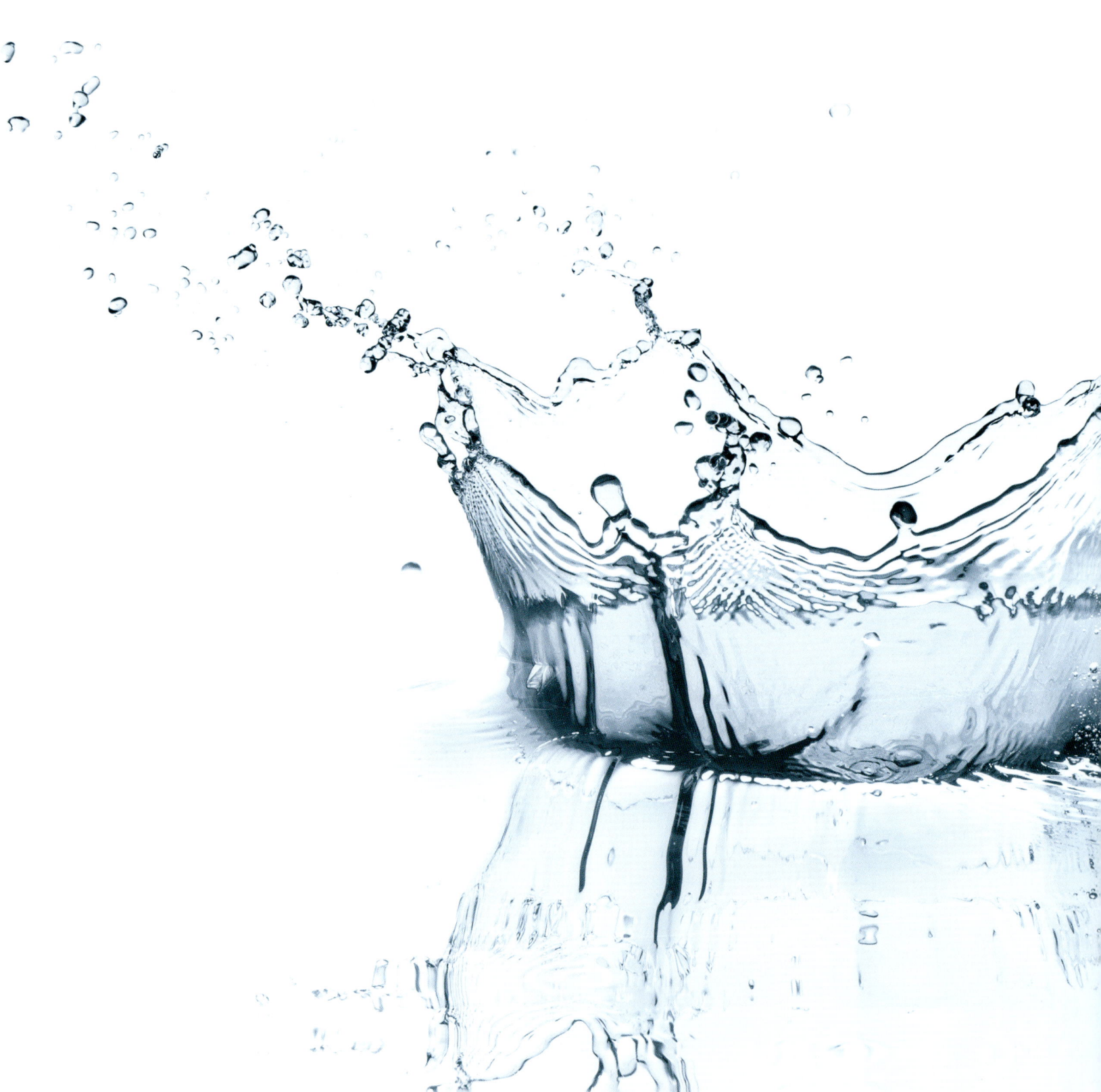

Heilfasten

Entschlacken
Entsäuern
Entschleunigen

Zur Planung des Fastens

Fasten zu Hause ist möglich und mit einigen Überlegungen vorab durchaus erfolgreich durchzuführen. Es geht um ca. zwei Wochen, in denen man nur bedingt gesellschaftsfähig ist und vielleicht nicht in der Stimmung, die Abende in Runden fröhlich Essender zu verbringen. Die Verpflegung seiner Lieben erfordert gerade in den ersten Tagen einiges an Willenskraft, will man gleichzeitig das eigene Fast-nicht-Essen durchhalten. Aber auch wenn Sie für andere kochen müssen, sollte das kein unüberwindbares Hindernis sein: Sie wissen ja, was Sie vorhaben!

Beim Fasten ist ein geregelter Lebensrhythmus sehr förderlich, zu Beginn sogar unumgänglich. Es ist wichtig, drei Mal täglich zu essen (beim Saftfasten nehmen Sie zwar nur flüssige, aber trotzdem Nahrung zu sich), idealerweise in einer ruhigen Umgebung. Vielleicht gibt es auch an Ihrer Arbeitsstelle einen Raum, in den Sie sich mittags zurückziehen können, um in Ruhe Ihren Obst-Gemüse-Saft oder Ihre Suppe zu löffeln. Der freigeräumte Platz vor dem Bildschirm mit dem Telefon in Griffweite, das ist auf jeden Fall nicht die richtige Umgebung für Ihr Fastenessen.
Die Umstellungen im Speiseplan sind zwar beträchtlich, aber nicht aufwendig zu bewerkstelligen, egal für welche der drei hier vorgestellten Varianten sie sich entscheiden. Säfte müssen nicht frisch gepresst werden, Eins-zu-eins-Mischungen aus fertigen Obst- und Gemüsesäften sind durchaus erlaubt. Getreidebrei und -suppe können ganz einfach aus Flocken oder fein gemahlenem Getreide gekocht werden. Jeder Bioladen ermöglicht das Mahlen des dort gekauften Getreides im gewünschten Grad (mahlen Sie auf Stufe 1 oder 2).

Es sind vor allem die ersten drei Tage des Fastens, die ein wenig holprig verlaufen können. Der Körper stellt sich um, da kann es zu sogenannten Fastenkrisen kommen. Aber, keine Angst, das geht vorüber. Vielleicht tauchen Kopfschmerzen auf, durch reichlich Flüssigkeitszufuhr legen sie sich aber meist rasch wieder. Und möglicherweise fühlen Sie sich gerade in den ersten Tagen müde. Geben Sie diesem Ruhebedürfnis nach! Ein heißes Bad vor dem frühen Zu-Bett-Gehen wirkt Wunder. Ist der Kreislauf morgens wackelig? Probieren sie es mit Trockenbürsten oder einer Wechseldusche. Bewegung ist gut bei allen Beschwerden, die auftauchen können, und damit ist keine Extrastunde im Fitnesscenter gemeint – ein wenig Gymnastik morgens, ein längerer Spaziergang mittags und abends stabilisieren den Kreislauf und wirken unterstützend auf die geistigen Prozesse, die sich einstellen: Die bewusste Reduzierung beim Fasten eröffnet eine neue Sicht auf die Dinge – eine Entwicklung, die Sie auch durch Rückzug oder Meditation fördern können.

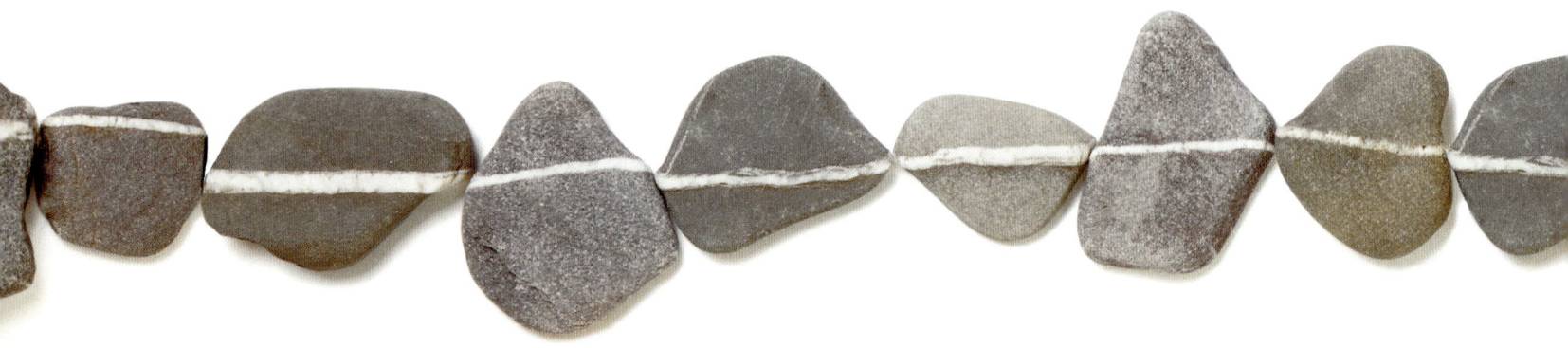

Ab dem vierten Tag erlebt die Mehrzahl der Fastenden ein Fastenhoch. Freuen Sie sich darauf! Sie werden sich frisch und voller Energie fühlen, und Sie werden die ersten sichtbaren körperlichen Veränderungen bemerken. Trotzdem ist es wichtig, Regelmäßigkeit und Rhythmus beizubehalten und drei Mal täglich zu essen. Lange Abendtermine sind während aller acht Tage, also der sechs richtigen Fasttage und der beiden Aufbautage, nicht empfehlenswert – und auch in der ersten Zeit danach nicht ratsam. Denn irgendwann stellt sich doch der Hunger ein, und die Gefahr, spätnachts der Versuchung nicht widerstehen zu können, ist groß. Es wäre schade, wenn Ihr Vorhaben frühzeitig an einem Würstelstand oder einer Imbissbude enden würde. Außerdem könnte ihr Magen, der sich bereits nach wenigen Tagen auf einen Schonmodus umgestellt hat, eine Diätsünde sehr übelnehmen.

Die Frage, ob Fasten nur an freien Tagen möglich ist, lässt sich nicht allgemein beantworten. Prüfen Sie die Gegebenheiten und Ihren Willen. Wenn Sie Zweifel haben, ob Sie es im Arbeitsalltag durchhalten können, nehmen Sie sich ab Wochenmitte frei. Starten Sie an einem Donnerstag. Dann ist der Montag Ihr fünfter Fastentag, alles hat sich eingespielt und ist beinahe schon Alltag. Die ersten spür- und sichtbaren Erfolge stärken Ihre Motivation: Arbeit sollte am fünften Tag des Fastens keinerlei Probleme bereiten. Im Gegenteil, vielleicht sprühen Sie nur so vor Energie!

Wer sich darüber im Klaren ist, dass Fasten eine hilfreiche und wirkungsvolle Methode der Stärkung von Körper und Geist sein kann, und während dieser (Ausnahme-)Zeit gut auf sich hört, hat schon gewonnen. Die Belohnung heißt auf jeden Fall: acht Tage Magie des Fastens mit allen körperlichen Erleichterungen und vielen geistigen Erkenntnissen.

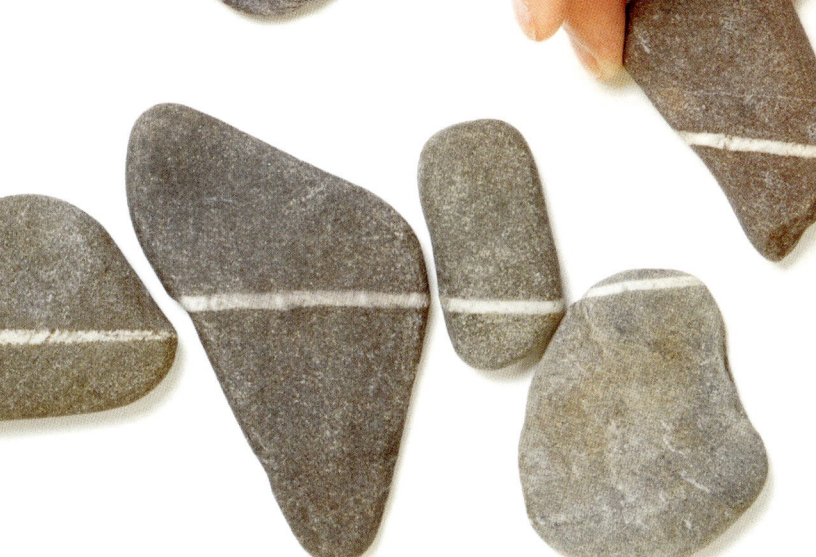

Tag 1 – Etwas Neues beginnt

Warum Fasten?

Sie wollen ...
... eine deutliche Pause einlegen im immerwährenden Zuvil, sie wollen weniger und nicht so spät essen und trinken, weniger naschen und weniger Kaffeepausen machen?

Wunderbar! Der Körper braucht von Zeit zu Zeit eine Pause. Die Entlastung des Verdauungsapparats wirkt sich sehr rasch positiv aus. Sie werden spüren, wie die Energie zurückkommt, auch wenn Sie nur sehr wenig essen oder sich ausschließlich flüssig ernähren. Und Sie werden sich an das wunderbare Gefühl, voller Energie zu sein, auch später oft und gerne erinnern!

... Zeit für sich haben und dabei Ihrem Körper viel Gutes tun, innerlich und äußerlich?

Gratulation! Das wird Ihnen gelingen: Um vieles leichter werden Sie sich schon in einigen Tagen fühlen. Mit dem Überflüssigen, das Sie abgegeben, stellt sich neue Energie ein.

Achten Sie darauf, in diesen Tagen wirklich auf sich konzentriert zu bleiben. Wie wäre es damit, aufs Fernsehen zu verzichten und das Mobiltelefon abzugeben?

... einen bewussten Schlusspunkt setzen unter eine Zeitspanne in Ihrem Leben, die zu viel Energie gekostet und zu wenig Freude und Möglichkeiten zur Selbstverwirklichung gebracht hat?

Sie werden diese Tage genießen und sich immer besser fühlen. Wenn Sie Zeit für sich haben, können Sie über Ihre Situation nachdenken. Mit der beim Fasten freigesetzten Energie fällt es Ihnen leicht, Neues zu erkennen und damit zu beginnen, mehr positive und Freude bringende Fixpunkte in Ihren Alltag zu integrieren.

Welche Art des Fastens ist gut für mich?

Saftfasten

Sie vertragen Fruchtsäfte gut und möchten sich gerne rein flüssig ernähren. Ihr Gefühl von Fasten geht in Richtung „Nichts kauen".

Suppenfasten

Ihre Verdauung ist stabil, es gibt keine ausgeprägten Unverträglichkeiten. Warme Gemüsebrühe, pürierte Gemüse-Kartoffel-Suppen und fein gemahlene Getreidesuppen beruhigen das Hungergefühl und entlasten die Verdauungsorgane. Suppenfasten ist für die Mehrzahl der Fastenden gut verträglich.

Vegane Entschlackungsdiät

Ein bisschen Essen muss sein: Wenn Sie sich schon beim Gedanken daran, nichts zu kauen zu haben, schlecht fühlen, ist diese Form des Fastens für Sie ideal. Sie essen Gemüsebrühe, Getreidesuppe und Dinkelweckerl (Dinkelbrötchen).

So sieht Ihr Speiseplan für den ersten Fastentag aus:

Saftfasten

Frühstück:
Kräutertee,
Apfel-Karotten-Saft
(S. 50)

Mittags:
klare Gemüsebrühe (S. 52),
Apfel-Karotten-Saft

Abends:
klare Gemüsebrühe,
Apfel-Karotten-Saft

Den ganzen Tag über:
Kräutertee

Suppenfasten

Frühstück:
Kräutertee,
Dinkelflockenbrei
(S. 60)

Mittags:
klare Gemüsebrühe (S. 52),
Dinkelflockensuppe (S. 54)

Abends:
Gemüse-Kartoffel-Suppe (S. 55),
Orangenkompott (S. 56)

Den ganzen Tag über:
Kräutertee

Vegane Entschlackungsdiät

Frühstück:
Kräutertee, Dinkelflockensuppe
(S. 54),
Dinkelbrötchen (S. 55)

Mittags:
klare Gemüsebrühe (S. 52),
Dinkelflockensuppe

Abends:
klare Gemüsebrühe, Dinkelflockensuppe, auf Wunsch Bratapfel (S. 58)

Den ganzen Tag über:
Kräutertee

Trinken Sie viel!

Wichtig in diesen Tagen des Fastens ist es, viel zu trinken, d. h. auf jeden Fall mehr als einen Liter am Tag. Die optimale Menge gibt es nicht, finden Sie heraus, was Ihnen guttut. Wenn Sie ohnehin viel Wasser oder Tee trinken – schaffen sie einen Liter mehr? Wählen Sie je nach Verträglichkeit mildes Mineralwasser oder stilles Wasser. Wasser entgiftet und kurbelt die Gehirnleistung an. Wer es nicht gewohnt ist, viel zu trinken, hat jetzt die Gelegenheit, es sich für den Rest seines Lebens anzugewöhnen.
Sie können aber auch Tee trinken. Während der Zeit des Fastens ist Kräutertee schonender als schwarzer oder grüner Tee.

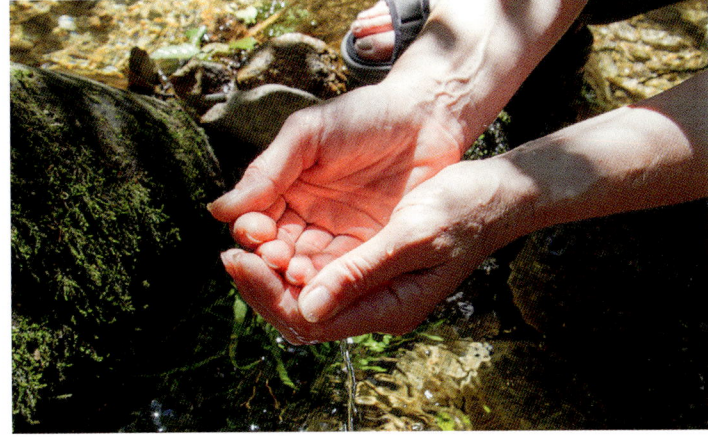

Geben Sie die Kräuter in kochendes Wasser, und nehmen Sie dann den Topf sofort von der heißen Herdplatte. Lassen Sie den Tee zugedeckt kurz ziehen, und seihen Sie ihn ab. Trinken Sie immer wieder, zuerst heiß, dann wärmt der Kräutertee den Magen und beruhigt das Hungergefühl. Wenn Sie das einmal erlebt haben, werden Sie zu diesem Geheimtipp sicher auch nach der Zeit des Fastens greifen!

Die Verwendung von Kräutern hat eine lange Geschichte und gehört zum Heilwissen vieler Völker: Schon unsere Großeltern haben Brennnesseltee zur Blutreinigung und Anregung des Stoffwechsels getrunken. Zinnkraut festigt das Gewebe, Weißdorn und Melisse unterstützen den Kreislauf, Pfefferminze, Melisse und Fenchel fördern die Verdauung, Baldrian und Hopfen beruhigen die Nerven. Probieren Sie Kräuter in den unterschiedlichsten Zusammensetzungen aus und finden Sie Ihren eigenen Lieblingstee.

Eine neue Art des Essens

Das erste Fastenessen sollten Sie zelebrieren. Einige der Neuerungen dieser Tage sind es durchaus wert, zur Gewohnheit zu werden, allem voran das gute Kauen und Einspeicheln.

Beim Saftfasten gibt es ab heute Obst-Gemüse-Saft, wir starten mit einem Apfel-Karotten-Saft. Die Mischung aus Obst und Gemüse ist gut für den Organismus, reine Obstsäfte sind oft zu süß und lassen den Blutzuckerspiegel zu schnell ansteigen. Die Mischung aus Obst und Gemüse hingegen hat eine ideale basische Zusammensetzung, gerade für die Tage des Fastens. Wichtig ist, dass dieser Saft gelöffelt wird! Speicheln Sie Löffel für Löffel ein, und schlucken Sie erst dann – so werden Sie satt, auch wenn Sie nur flüssige Nahrung zu sich nehmen. Die Saftmischung wechselt jeden Tag, aber natürlich können Sie

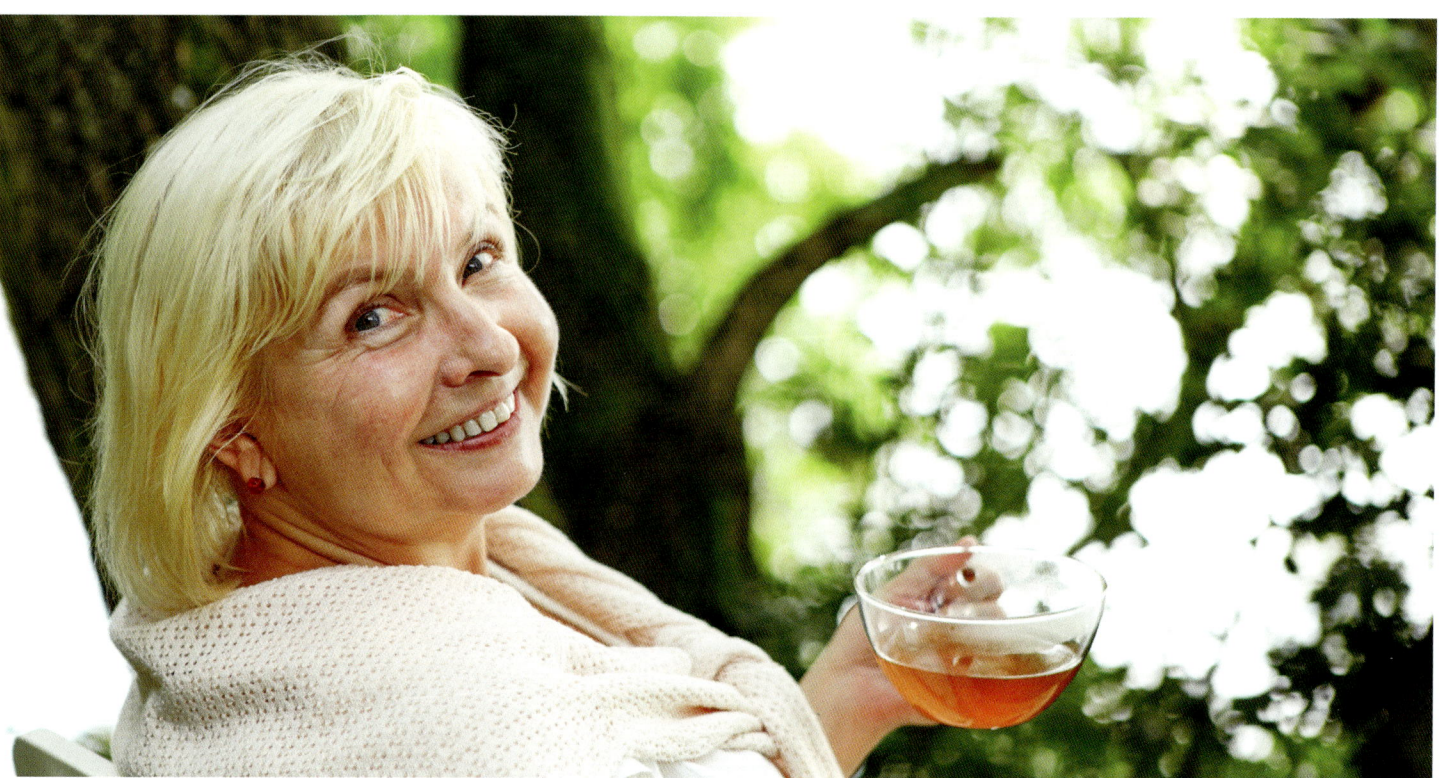

auch bei der Variante bleiben, die Ihnen am besten schmeckt. Trinken Sie dazu den ganzen Tag über viel Kräutertee.

Wer Suppenfasten bevorzugt, beginnt den Tag mit einem Getreidebrei, heute aus Dinkelflocken. Er ist ungesüßt, bekommt aber durch etwas Zimt oder Nelken Würze und Geschmack. Auch hier ist zu beachten: Löffeln und einspeicheln! Mittags wird zuerst eine klare Gemüsebrühe gegessen und danach eine Dinkelflockensuppe. Ungesalzen, aber mit Kräutern verfeinert ist die Suppe ein schmackhaftes und nährendes Gericht. Das Abendessen beim Suppenfasten besteht aus pürierter Gemüse-Kartoffel-Suppe und ungesüßtem Kompott, heute aus Orangen. Die Suppe besteht aus leicht verdaulichem gedämpften Wurzelgemüse und einer kleinen Kartoffel.

Sie haben sich für die Entschlackungsdiät entschieden? Heute starten Sie mit Dinkelflockensuppe und Dinkelweckerl in den Tag. Kauen Sie ein Stück des Weckerls gut, löffeln Sie dann ein wenig von der Suppe, vermengen Sie im Mund alles und speicheln Sie ein, bevor Sie schlucken. Wenn Sie satt sind, hören Sie auf zu essen, mittags gibt es die nächste Mahlzeit. Wenn wir gut kauen und bewusst essen, reduzieren wir automatisch die Menge der Nahrungsmittel, die wir zu uns nehmen.

Viel Tee hilft Ihnen über den Vormittag. Mittags und abends gibt es klare Gemüsebrühe und einen Teller Dinkelflockensuppe. Wenn Sie möchten, ergänzen Sie das Abendessen mit einem Bratapfel. Er ist warm, süß und lässt keine Wünsche offen.

Wer auf die Sicherheit einer ärztlichen Betreuung nicht verzichten möchte, findet im Hausarzt einen kundigen Begleiter für das erste Erlebnis Fasten. Darauf kann in den folgenden Jahren aufgebaut werden, denn eines ist sicher: Alle, die einmal eine gelungene Fastenkur erlebt haben, vergessen dieses Gefühl in Körper und Seele nicht mehr.

Abschied und Heilung

Dieser erste Tag ist ein Abschied von vielen körperlichen Reaktionen auf unsere Art zu essen, von Bauchspannungen und Blähungen, von Sodbrennen und schlechter Verdauung. Lange Spaziergänge haben jetzt einen ganz besonderen Reiz. Bewegung beruhigt – auch die Gedanken. Lenken Sie Ihre Schritte hinaus in die Natur, und lauschen Sie: Sie spielt ihre eigene Melodie.

Natur ist Heilung an sich: Die Rhythmen der Vegetation und die unregelmäßigen Geräusche der Tiere berühren Körper und Geist. Es ist, als würde sich die Seele an die Entwicklung der Menschheit über Jahrmillionen erinnern, an die Zusammenhänge von belebter und unbelebter Natur. Dies wahrzunehmen ist heilsam und eröffnet neue Sichtweisen.

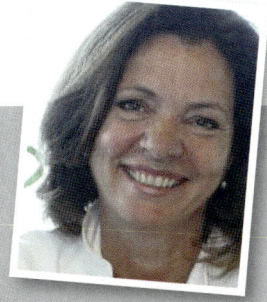

Ärztliche Begleitung gibt Sicherheit

Dr. Ulrike Göschl, Kneipp-Ärztin und ärztliche Leiterin im Kurhaus Marienkron

Ein Aufenthalt in einem Kurhaus hat den Vorteil, dass Sie eine fachkundige ärztliche Betreuung erhalten. Gute Kurhäuser beschäftigen auch Diätologen oder Ernährungswissenschaftler, die über die neuesten wissenschaftlichen Erkenntnisse zum Thema Ernährung Bescheid wissen. Bei bestehenden Krankheiten wird der Fastenplan genau darauf abgestimmt. Eine auf Fastennahrung spezialisierte Küche weiß um die richtigen Mengen der Zutaten und die bekömmlichste Zusammensetzung der Fastenspeisen. Es gibt viele Anwendungen, die den Körper während des Fastens unterstützen. Dazu gehören Wickel, aber auch Lymphdrainagen und spezielle Massagen. Sehr wichtig ist es, sich während des Fastens ausreichend zu bewegen. Physiotherapeuten und Gymnastiktrainer motivieren zu Sport und leichten Übungen.

Tag 2 – Ein großer Schritt

Saftfasten	**Suppenfasten**	**Vegane Entschlackungsdiät**
Frühstück: Kräutertee, Orangen-Rote-Bete-Saft (S. 50)	**Frühstück:** Kräutertee, Grünkernbrei (S. 60)	**Frühstück:** Kräutertee, Grünkernsuppe (S. 54), Dinkelbrötchen (S. 55)
Mittags: klare Gemüsebrühe (S. 52), Orangen-Rote-Bete-Saft	**Mittags:** klare Gemüsebrühe (S. 52), Grünkernsuppe (S. 54)	**Mittags:** klare Gemüsebrühe (S. 52), Grünkernsuppe
Abends: klare Gemüsebrühe, Orangen-Rote-Bete-Saft	**Abends:** Gemüse-Kartoffel-Suppe (S. 55), Birnenkompott (S. 56)	**Abends:** klare Gemüsebrühe, Grünkernsuppe, auf Wunsch Bratapfel (S. 58)
Den ganzen Tag über: Kräutertee	**Den ganzen Tag über:** Kräutertee	**Den ganzen Tag über:** Kräutertee

Ein wirksamer Trick

Das Frühstück beim Saftfasten besteht aus Orangen-Rote-Bete-Saft. Bitte erinnern Sie sich: Löffeln, einspeicheln, erst dann schlucken! Auch wenn dieses langsame Essen für Sie eine neue Erfahrung im Umgang mit Nahrung ist – es ist einer der wirksamsten Tricks, um nicht zu viel zu essen und schlank zu bleiben.

Beim Suppenfasten gibt es einen Grünkernbrei, der auf der Zunge zergeht. Lassen Sie sich vom Geschmack des Getreides überraschen! Bei der veganen Entschlackungsdiät steht Grünkern als feine Suppe auf dem Speiseplan, dazu ein Dinkelbrötchen. Löffeln Sie die Suppe genussvoll! Brechen Sie vom Dinkelbrötchen kleine Stücke ab, kauen Sie so lange, bis ein weicher Brei entsteht, und schlucken Sie erst dann, das entlastet die Verdauungsorgane. Kommt Ihnen das Fasten schon bekannt vor? Gefällt es Ihnen?

Die Magie des Fastens

Das Fasten ist ein großer Schritt hinaus aus den ausgetretenen Pfaden der Essgewohnheiten. Und es ist spannend, sich im Laufe einer Fastenwoche über diese Tatsache Klarheit zu verschaffen.

Die Tage bringen einen Abschied von den Ernährungssünden, die wir zu oft begehen, vom Zuviel- und vom Stellvertreter-

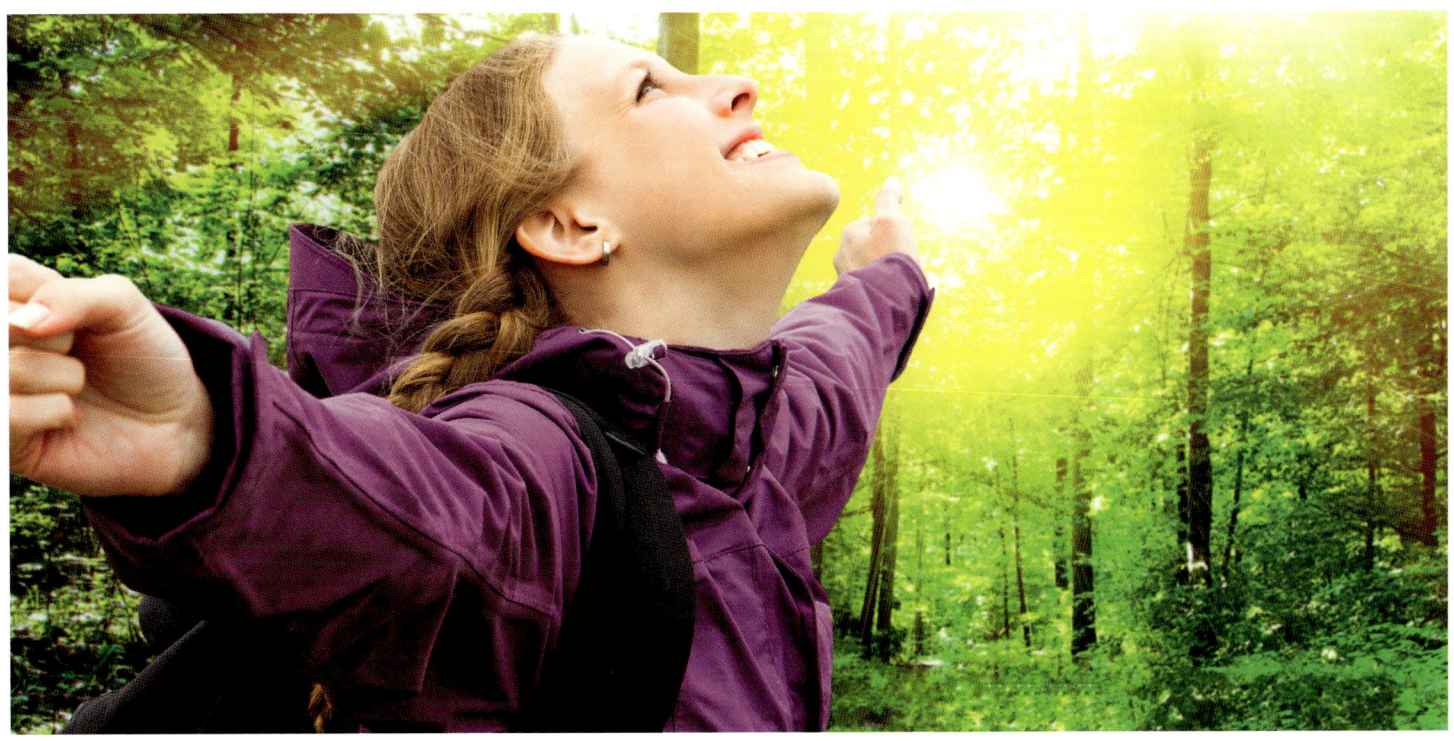

Essen: ein Schokoriegel statt einer Pause, ein Stück Kuchen statt eines Spaziergangs, noch ein Glas Wein mit Erdnüssen statt der abendlichen Ruhe. Natürlich hat alles zu seiner Zeit nicht nur seine Berechtigung, sondern möglicherweise sogar seine Notwendigkeit. Doch jetzt ist etwas passiert, das Neues möglich macht: Die Magie des Fastens beginnt – bye-bye, Völlerei!

Bewegung ist alles

Starten Sie den zweiten Tag Ihres Fastens mit ein wenig Gymnastik. Schweißtreibend sollen die Übungen nicht sein, die Anregung des Kreislaufs gelingt auch auf sanfte Art und Weise. Und gehen Sie tagsüber so weit zu Fuß, dass Sie es spüren: als Stadtbewohner also zum Beispiel zwei, drei Bus- oder Straßenbahnstationen und zumindest eine Station, wenn Sie mit der U-Bahn unterwegs sind.

Erlauben Sie sich, diese Tage ganz unvoreingenommen zu erleben. Einwände gegen das Fasten gibt es sicher auch in Ihrem Umfeld viele: Das hast Du doch gar nicht nötig ... Das einzige Resultat des Fastens ist der Jo-Jo-Effekt ... Die Gewichtsabnahme beim Fasten ist nur der Verlust von Muskelmasse ...

In all diesen Aussagen steckt ein Quäntchen Wahrheit. Heute sind sogar Models mollig, was Speckröllchen zwar laufstegtauglich, aber nicht gesünder macht. Der Jo-Jo-Effekt tritt nur dann ein, wenn dem Fasten nicht genügend Raum gegeben wird, es nicht konsequent durchgehalten oder frühzeitig abgebrochen wird. Dem Verlust der Muskelmasse kann und sollte aktiv begegnet werden: Regelmäßige Spaziergänge, am besten mehrmals täglich und in guter Geschwindigkeit, wirken effektiv. Bewegung gehört zu den Dingen, die im Alltag meist zu kurz kommen. Dabei ist ihr gesundheitsfördernder Effekt enorm, alle Krankheiten lassen sich durch körperliche Betätigung positiv beeinflussen. Herz-Kreislauf- und Nervensystem und sogar das Hormonsystem werden schon durch moderate Bewegung angekurbelt. Nicht zu vergessen, die Atmung: Der Atem reguliert sich bereits bei langsamen Spaziergängen, wird tiefer und kann so die Funktion als Sauerstoff-Lieferant und Schadstoff-Ausscheider besser erfüllen.

Die guten alten Methoden: warme Leberwickel

Beim Fasten unterstützen warme Leberwickel die Verdauungsarbeit. In der Luxusversion kann man getrocknete Blüten auf feuchte, heiße Handtücher auflegen und sich diese um den Bauch binden. Die einfachste und schnellste Variante ist ein warmer Thermophor, eine Wärmflasche, die mit einem kleinen, feuchten Handtuch auf die Leber (rechte Körperseite, unterhalb der Brust) gelegt und mit einem großen Handtuch abgedeckt wird. Ruhen Sie zehn bis 15 Minuten damit. Vorsicht, machen Sie den Leberwickel nicht zu heiß, damit die empfindliche Bauchhaut nicht leidet. Wer berufstätig ist, findet vielleicht morgens vor dem Frühstück Zeit dafür.

Der Fasten-Mittagstisch ist gedeckt

Wie geht es Ihnen? Sie sollten bisher nicht hungrig gewesen sein, aber wenn sich Gedanken des Zweifels melden: In zwei Tagen sieht es wieder besser aus. Jetzt entfaltet sich das Abenteuer Fasten, gehen Sie Schritt für Schritt weiter, selbst wenn es sich etwas wackelig anfühlt. Seien Sie versichert: Auch wenn

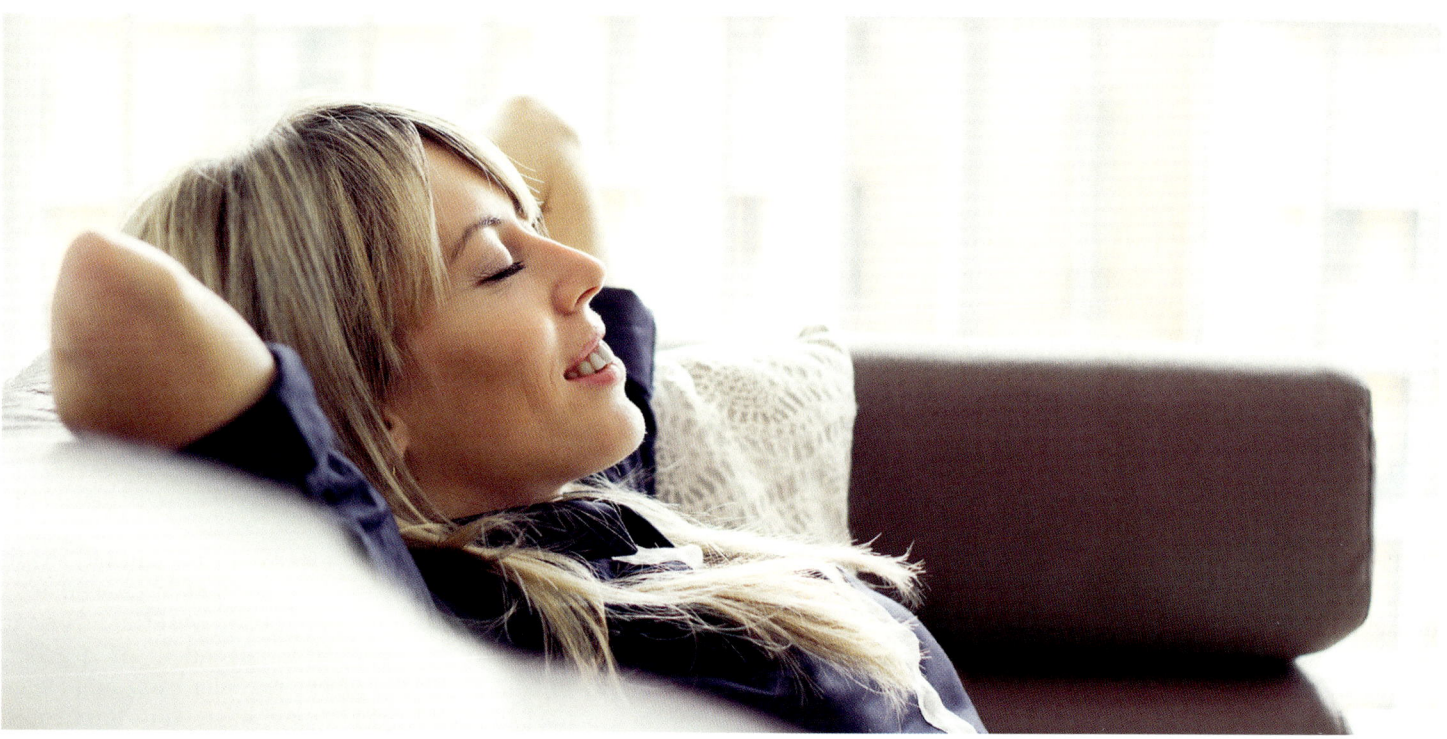

Sie nur Saft oder Suppe zu sich nehmen, bleiben die körperlichen Funktionen aufrecht und der Blutzuckerspiegel stabil. In unserem täglichen Speiseplan gibt es kaum Gelegenheit, bei all der Vielfalt einzelne Geschmäcker herauszufiltern. Jetzt essen Sie puristisch. Sie werden Geschmacks-Spezialist für die unterschiedlichen Getreide- und Gemüsesorten. Alle drei Fastenvarianten sind in den Tagen des reinen Fastens, also von Tag 1 bis Tag 6, vegan. Obst-Gemüse-Säfte, Suppe oder Brei aus Getreide werden weder mit Fett, noch mit anderen Nahrungsmitteln tierischen Ursprungs zubereitet.

Mittags gibt es bei allen drei Varianten eine klare Gemüsebrühe. Für diese Suppe wird Gemüse lange gekocht, gesalzen wird nicht, doch ein wenig frisch gerebelte Petersilie legt einen wunderbar würzigen Hauch über diese Fastenspeise. Der Orangen-Rote-Bete-Saft beim Saftfasten hat eine besonders harmonische Geschmacksnote. Rote Bete ist sehr wirksam für Magen und Darm, sie kräftigt die Verdauungsfunktionen und wirkt blutbildend. Die Grünkernsuppe der Entschlackungsdiät wird aus fein gemahlenem Grünkern gekocht, ebenfalls salzlos. Frische Gartenkräuter, bevorzugt Petersilie, runden harmonisch ab und geben eine Anmutung von Kauen.

Schlendern und Ruhe

Beim Abendessen bleibt das Saftfasten mit Orangen-Rote-Bete-Saft und warmer, klarer Gemüsebrühe puristisch. Die Wärme füllt den Magen, Sie werden wunderbar satt. Beim Suppenfasten besteht das Abendessen aus pürierter Gemüse-Kartoffel-Suppe und ungesüßtem Birnenkompott, bei der veganen Entschlackungsdiät aus klarer Gemüsebrühe, Grünkernsuppe und – wenn gewünscht – Bratapfel. Entdecken Sie, wie vielfältig der Geschmack selbst dieser reduzierten Speisen ist!

Und wie sieht es mit dem Thema Bewegung am Abend aus? Vielleicht werden abendliche Spaziergänge zur neuen, alltagstauglichen Gewohnheit? In Italien hat das Schlendern nach dem dortzulande üblichen späten Essen Tradition: Es ist – im wahrsten Sinne des Wortes – der entscheidende Gang nach dem Dessert. Machen Sie es den Italienern nach! Denn nicht alleine die Ernährung ist verantwortlich für Gesundheitsprobleme, vielmehr ist es das Zusammenspiel von Ernährung und Bewegung. Bei genügend Bewegung wird jedes Essen besser und schneller verdaut, alle körperlichen Funktionen werden angeregt, was sich natürlich positiv auswirkt. Der abendliche Spaziergang klärt auch den Geist, Alltagsprobleme werden beim Gehen „abgearbeitet" und ein erholsamer Schlaf wird vorbereitet.

In den ersten Tagen des Fastens macht sich vielleicht ein größeres Bedürfnis nach Ruhe bemerkbar. Geben Sie dem nach! Statt fernzusehen könnten Sie sich in ein Buch vertiefen, das schon lange auf Ihrer Leseliste steht. Kräutertee in kleinen Schlucken wärmt und nährt. Oder nehmen Sie ein warmes Basenbad, das die ausleitenden Prozesse des Fastens unterstützt. Hervorragend eignet sich zudem ein beruhigendes Lavendel-Ölbad. Die Heilwirkung der Kräuter ist auch äußerlich – über Bäder oder Einreibungen – bestens zur Unterstützung einzusetzen und lässt Sie besonders gut schlafen.

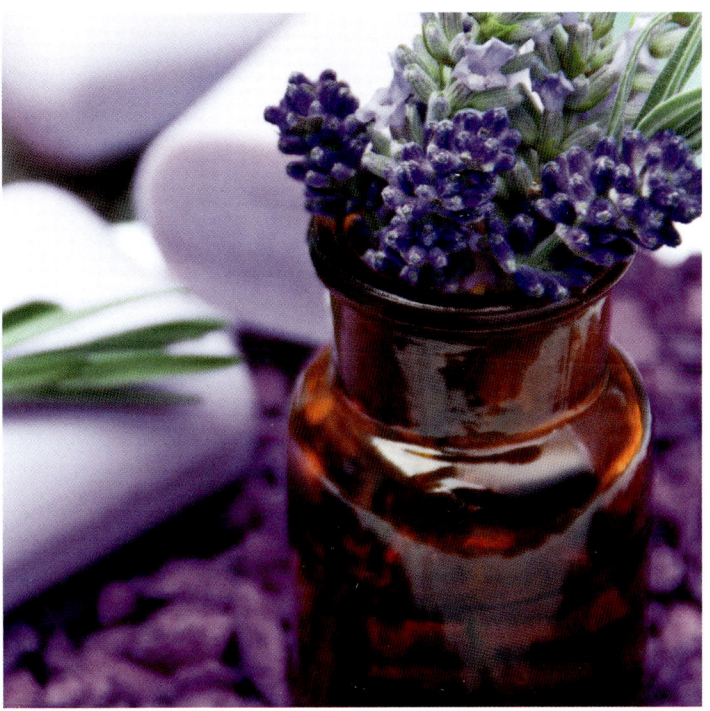

Tag 3 – Zeit des Loslassens

Saftfasten	**Suppenfasten**	**Vegane Entschlackungsdiät**
Frühstück: Kräutertee, Kiwi-Tomaten-Saft (S. 50)	**Frühstück:** Kräutertee, Haferflockenbrei (S. 60)	**Frühstück:** Kräutertee, Haferflockensuppe (S. 54), Dinkelbrötchen (S. 55)
Mittags: klare Gemüsebrühe (S. 52), Kiwi-Tomaten-Saft	**Mittags:** klare Gemüsebrühe (S. 52), Haferflockensuppe (S. 54)	**Mittags:** klare Gemüsebrühe (S. 52), Haferflockensuppe
Abends: klare Gemüsebrühe, Kiwi-Tomaten-Saft	**Abends:** Gemüse-Kartoffel-Suppe (S. 55), Aprikosenkompott (S. 56)	**Abends:** klare Gemüsebrühe, Haferflockensuppe, auf Wunsch Bratapfel (S. 58)
Den ganzen Tag über: Kräutertee	**Den ganzen Tag über:** Kräutertee	**Den ganzen Tag über:** Kräutertee

Bittersalz und Wollsocken

Der heutige Tag beginnt mit der frühmorgendlichen Einnahme von Bittersalz. Es hat eine reinigende Wirkung und unterstützt die Entleerung des Dünndarms. Bedenken bezüglich einer Schädigung der Darmflora sind angesichts der einmaligen Einnahme zu vernachlässigen. Bittersalz setzt lediglich einen Impuls.

Auch das Kneippen kann in diesen Tagen der Umstellung Unterstützung bieten. Gerade zu Beginn des Fastens sind kleinere Fastenkrisen möglich. Vielleicht ist Ihnen kalt, und Sie frösteln? Ansteigende Fußbäder aus der Kneipp-Medizin oder ein heißes Bad sorgen dafür, dass Sie wieder ins Lot kommen. Für die Fußbäder stellen Sie die Beine in zwei hohe Eimer mit warmem Wasser (es sollte etwa Körpertemperatur haben). Alle zwei Minuten kommt ein Guss heißes Wasser dazu, die Erwärmung muss spürbar sein. Stoppen Sie bei der maximal erträglichen Temperatur, und setzen Sie das Fußbad für weitere 15 bis 20 Minuten fort. Halten Sie Ihre Beine danach warm. Dicke Wollsocken gehören ohnehin zu jeder Fastenkur.

Bei schwachem Kreislauf unterstützen Bewegung und heißer Tee. Vielleicht macht sich ein unangenehmer Geschmack im Mund bemerkbar? Geben Sie einen Spritzer Zitrone in die Getränke! Morgens empfiehlt sich das sogenannte „Öl-Ziehen": Gurgeln Sie mit einem Esslöffel Bio-Öl, und behalten Sie dabei das Öl für fünf bis zehn Minuten im Mund. Beim Ausspucken werden Sie überrascht sein über die milchige Farbe, die das Öl angenommen hat. Der Geschmack im Mund hat sich neutralisiert.

Zwei gute alte Methoden: Trockenbürsten und Wechselduschen

Bürsten Sie morgens Ihren Körper mit einer langstieligen, weichen Bürste. Beginnen Sie herzfern, am besten am rechten Fuß. An Armen und Beinen aufwärts, an Rücken und Bauch ebenfalls, dann rund um die Brüste, das regt die Kreislaufzirkulation an und macht die Haut weicher. So sind Sie bestens vorbereitet auf das Wechselduschen: Duschen Sie bei angenehmer Temperatur, bis der Körper erwärmt ist, danach kurz kalt, allerdings nur so kalt, wie es gerade noch angenehm ist.

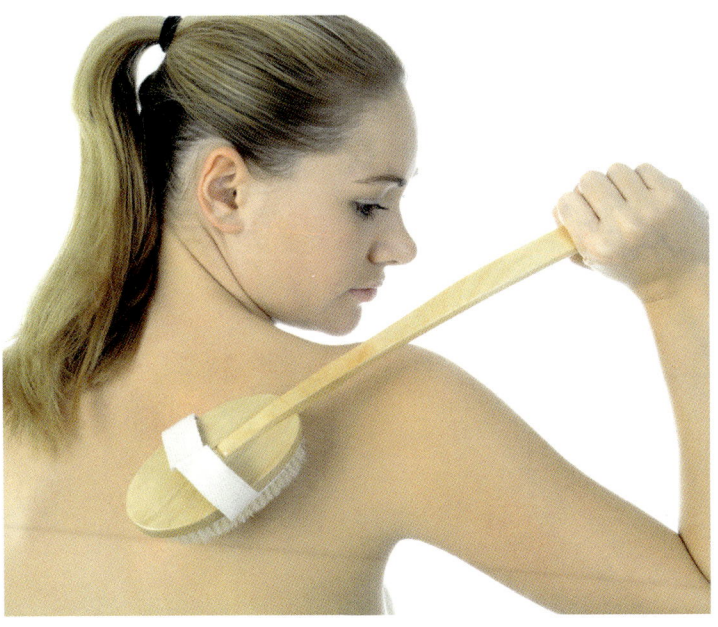

Die Gelegenheit ist günstig, gleich möglichst viele Gewohnheiten zu ändern. Vielleicht wacht man früher auf als gewohnt. Das Trockenbürsten vor dem Duschen gehört zu den kleinen, aber nachhaltigen Gesundheitsverbesserern. Der Kreislauf wird angeregt, zudem werden kleine Hautschuppen weggebürstet, und die Haut wird weicher.

Loslassen tut gut

Heute ist der Tag des Loslassens. Zuallererst lassen Sie das Vergleichen los. Ja, normalerweise stehen morgens Müsli, Obst, Brot, Butter, Marmelade, Kaffee oder Tee für Sie bereit. Aber, brauchen Sie das wirklich? Oder drängen sich nicht mittlerweile beim Gedanken an diese Fülle ein paar Fragen auf: So viel? Wer soll das alles essen? Sie haben doch alles – und mit Hungergefühlen haben Sie sicher nicht zu kämpfen in diesen ersten Tagen des Fastens. Überflüssiges loslassen, dieses Thema liegt heute, an Ihrem dritten Fastentag, bestimmt öfter in der Luft. Die Reduzierung der Nahrung lenkt das Bewusstsein auf die Einfachheit. Fasten macht Körper und Geist leichter, ohne dass Sie ein Hungergefühl verspüren. Vielleicht gibt es viel mehr, das einfacher funktionieren könnte?

Bis zum Sättigungspunkt

Der gedeckte Frühstückstisch bringt Varianten von bereits Bekanntem: Kiwi-Tomaten-Saft, Haferflockenbrei mit etwas Zimt, Haferflockensuppe. Genießen Sie jeden Bissen! Der Kräutertee ist allgegenwärtig in Ihrem Tagesablauf – sicher haben Sie Ihre liebste Zusammensetzung schon gefunden.
Beim Mittagstisch gibt es Kiwi-Tomaten-Saft, klare Gemüsebrühe, Haferflockensuppe. Haben Ihre Geschmacksknospen die Haferflocken erkannt? Bei der Entschlackungsdiät haben Sie wieder die Gelegenheit, am Dinkelweckerl das ausdauernde und gute Kauen zu üben. Essen ist Gewohnheit. Vieles nehmen wir zu uns, ohne weiter darüber nachzudenken. Gutes Kauen ist meistens nicht Bestandteil unserer Essensroutine. So essen wir weitaus mehr, als nötig ist.

Das magische Wort heißt: „Sättigungspunkt" – ein Relikt aus der Frühzeit der Menschheitsgeschichte. Neueste wissenschaftliche Forschungen zeigen, dass wir diesen Sättigungspunkt erst nach ca. 20 Minuten erreichen.

20 Minuten essen, ohne ausreichend zu kauen, da kann man große Mengen zu sich nehmen. Für ein einziges Dinkelbrötchen, das gut gekaut wird, brauchen wir ungefähr diese 20 Minuten! Und sind satt, ohne Wenn und Aber!

Immer wieder: Kräuter

Kräuter können zaubern. Sie werden schon seit Jahrhunderten zum Würzen der Speisen und als einfache, wirksame Heilmittel verwendet. Vielerorts werden heute Kräuterwanderungen angeboten: Dabei erhalten Sie wertvolle Tipps zur praktischen Verwendung, und es macht viel Freude, das eine oder andere Heilmittel bzw. die spezielle Würze zu einem Gericht selbst zu entdecken.

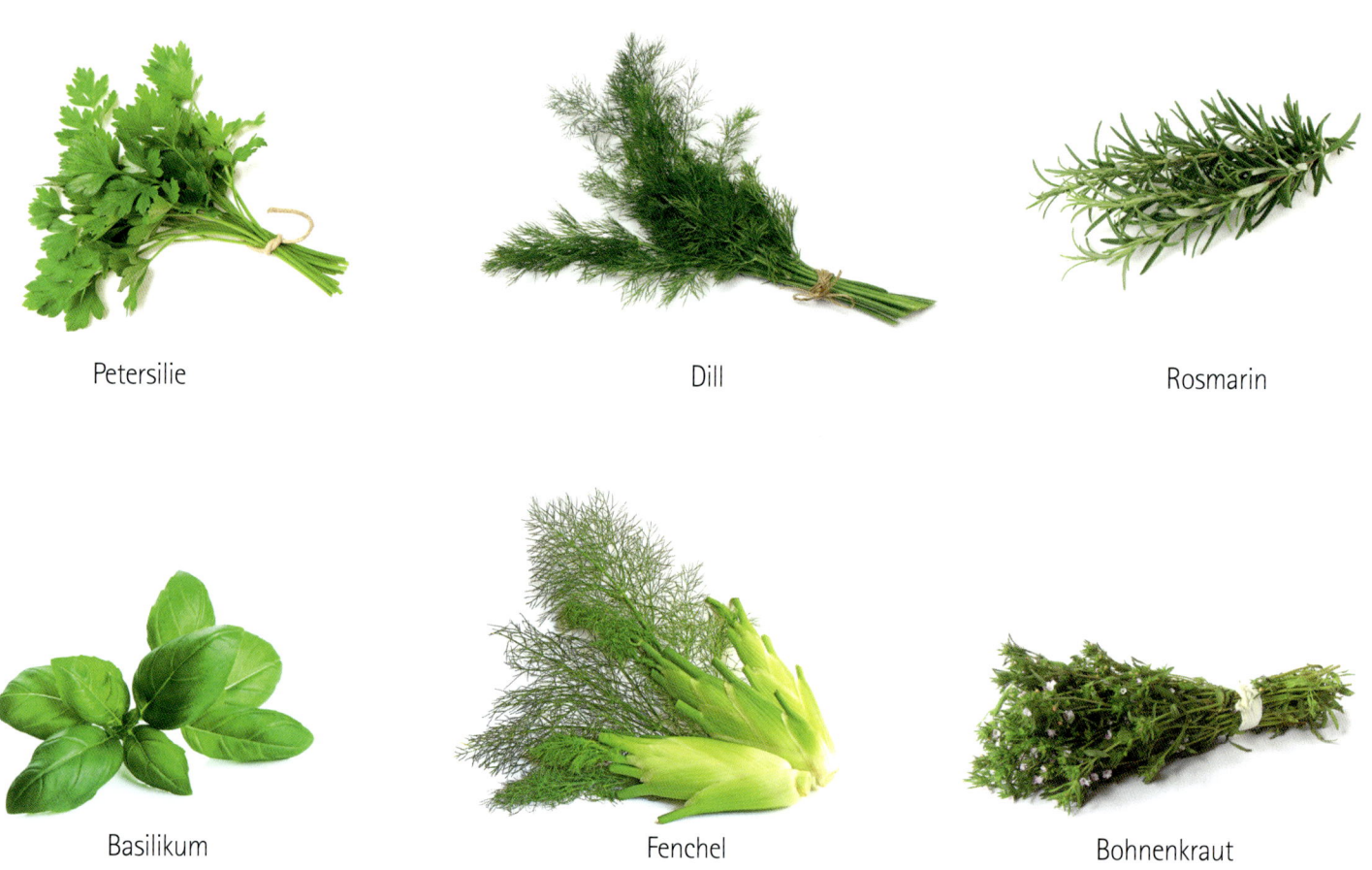

Petersilie · Dill · Rosmarin

Basilikum · Fenchel · Bohnenkraut

Die vielfältige Wirkung der Kräuter

Petersilie enthält viel Vitamin C und wirkt dadurch eher basisch. Sie würzt alle Speisen und passt vor allem zu Spinat sehr gut. Nur roh verwendet behält sie ihr typisches Aroma. In der Volksmedizin wird ihr eine blutreinigende und entgiftende Wirkung zugeschrieben.

Dill passt hervorragend zu Fisch, geschmorten und rohen Gurken sowie Karotten. Er schmeckt köstlich im Salat, in Joghurtsoße und auf gekochten Kartoffeln und hat eine krampflösende Wirkung.

Rosmarin ist das klassische Grillgewürz für rotes Fleisch, Lamm und Kaninchen, er verfeinert Champignons, Zucchini und Kartoffeln. Sehr schmackhaft ist Rosmarin auch im – selbstgebackenen – Brot. Er passt gut zu Süßspeisen, zum Beispiel zu gekochten Äpfeln oder ins Orangengelee (und dieses wiederum zum Weichkäse). Rosmarin wirkt stark antiseptisch, kreislauf- und verdauungsfördernd und regt die Bildung der Magensäfte an. Rosmarinbäder helfen bei Kreislaufschwäche, Einreibungen mit Rosmarinöl bei Rheuma. Als Parfümöl ist Rosmarin eine der Duftnoten des Klassikers 4711.

Basilikum, der Küchenklassiker Südeuropas, harmoniert perfekt mit Tomaten, ist sehr gut auch in Salaten und fixer Bestandteil des klassischen Pesto. Nur wenn man es frisch verwendet, kommen die typischen ätherischen Öle zur Entfaltung.

Fenchelgrün ist die ideale Ergänzung aller Fenchelgerichte und passt zum Fisch. Fenchelsamen werden häufig in der indischen Küche verwendet, Fencheltee wirkt krampflösend und beruhigend auf Magen und Darm und hilft bei Blähungen.

Bohnenkraut schmeckt nicht nur zu Bohnengerichten, besonders Kürbis wird damit wunderbar aromatisiert. Auch Suppen, Salaten und Soßen gibt Bohnenkraut eine pfeffrige Note. Es wirkt verdauungsfördernd.

So tickt der Mensch

In diesen drei Tagen der Abenteuerreise Fasten haben Sie große Schritte hinaus aus der Alltagsroutine gemacht. Beobachten Sie sich selbst in dieser Situation. Die Gedanken kreisen unaufhörlich: 94 Prozent aller Dinge, die einem im Laufe eines Tages durch den Kopf gehen, wurden am Vortag schon genau gleich gedacht! Die Erkenntnisse der Neurowissenschaft sind zwar nicht besonders schmeichelhaft für die Spezies Mensch, aber auf jeden Fall sehr bemerkenswert.

Etwas ist auffällig an diesem dritten Tag des Fastens: Das veränderte Essen verliert seine Fremdartigkeit, ja, es ist beinahe schon Alltag geworden. Das verdanken wir einer Eigenart unseres Verstandes, der Neues eigentlich ablehnt. Sind wir aber drei, vielleicht vier Mal mit diesem Neuen konfrontiert, wird es in die Rubrik „bekannt" verschoben. So negativ „fremd" besetzt ist, so positiv ist „bekannt" konnotiert. Das Bekannte gehört quasi zur Familie, es gibt keinen Grund, sich dagegen zu wehren, im Gegenteil. Falls Sie jetzt überlegen, woran Sie diese Erkenntnis erinnert: Ja, die Werbung arbeitet damit, unter anderem – und wir beim Fasten auch: Heute ist ein guter Tag, denn wir kennen die Speisen von morgens und mittags und auch der abendliche Speiseplan ist uns bereits vertraut.

Orte der Kraft

Wichtig für das menschliche Wohlbefinden ist es auch, sich regelmäßig Phasen der Ruhe zu gönnen – gerade in unserer hektischen Zeit. Entspannungsübungen sind in diesem Stadium des Fastens besonders wirkungsvoll. Eine geführte Traumreise, in vielen Varianten auf CD erhältlich, kann jetzt neue Dimensionen öffnen. Lassen Sie sich wegtragen an den Ort Ihrer Regeneration. Am Meeresstrand, im Wald, auf einem Berggipfel: Bestimmt finden Sie einen besonderen Platz, der Ihnen Kraft und Lebensfreude gibt – gerade auch dann, wenn Sie sich in Ihrem alltäglichen Leben so gar nicht auf dieser sanften Ebene bewegen. Probieren Sie es aus!

Tag 4 – Loslassen wird leichter

Saftfasten

Frühstück:
Kräutertee, Mango-Kohlrabi-Saft (S. 50)

Mittags:
klare Gemüsebrühe (S. 52), Mango-Kohlrabi-Saft

Abends:
klare Gemüsebrühe, Mango-Kohlrabi-Saft

Den ganzen Tag über:
Kräutertee

Suppenfasten

Frühstück:
Kräutertee; Kamutbrei (S. 60)

Mittags:
klare Gemüsebrühe (S. 52), Kamutsuppe (S. 54)

Abends:
Gemüse-Kartoffel-Suppe (S. 55), Pfirsichkompott (S. 56)

Den ganzen Tag über:
Kräutertee

Vegane Entschlackungsdiät

Frühstück:
Kräutertee, Kamutsuppe (S. 54), Dinkelbrötchen (S. 55)

Mittags:
klare Gemüsebrühe (S. 52), Kamutsuppe

Abends:
klare Gemüsebrühe, Kamutsuppe, auf Wunsch Bratapfel (S. 58)

Den ganzen Tag über:
Kräutertee

Die ersten körperlichen Auswirkungen

Essen wie bisher üblich, das ist mittlerweile kein Thema mehr – ein schöner Beweis dafür, wie schnell Gewohnheiten bei bewusstem Agieren zu ändern sind. Heute sind möglicherweise bereits erste körperliche Auswirkungen des Fastens zu sehen und zu spüren: Die Haut fühlt sich straffer an, der Zeiger der Waage senkt sich langsam nach unten – und diese Erfolge steigern die Motivation. Genießen Sie Ihre Fastenspeisen im Bewusstsein der eigenen Leichtigkeit.

Beim Saftfasten gibt es heute Mango-Kohlrabi-Saft, mittags und abends zusätzlich eine klare Gemüsebrühe. Das Suppenfasten wartet morgens mit Kamutbrei, mittgas mit klarer Gemüsebrühe und Kamutsuppe auf, abends mit Gemüse-Kartoffel-Suppe und Pfirsichkompott. Die vegane Entschlackungsdiät setzt auf Kamutsuppe – morgens zum Dinkelbrötchen, mittags und abends zur klaren Gemüsebrühe. Wer will, gönnt sich bei der Entschlackungsdiät auch einen abendlichen Bratapfel.

Zu viel von allem

Wer fastet, hat eine Auszeit nötig. Das Gefühl, physisch wie psychisch übervoll zu sein mit all den Dingen, die tagtäglich auf einen zukommen, belastet. Wir essen zu viel. Wir essen Speisen, deren Inhaltsstoffe wir oft nicht einmal kennen, die aus vielen Bestandteilen zusammengesetzt sind, je komplizierter, desto raffinierter der Geschmack. Dazu trinken wir zu viel und zu viel durcheinander, Kaffee, Tee und Säfte

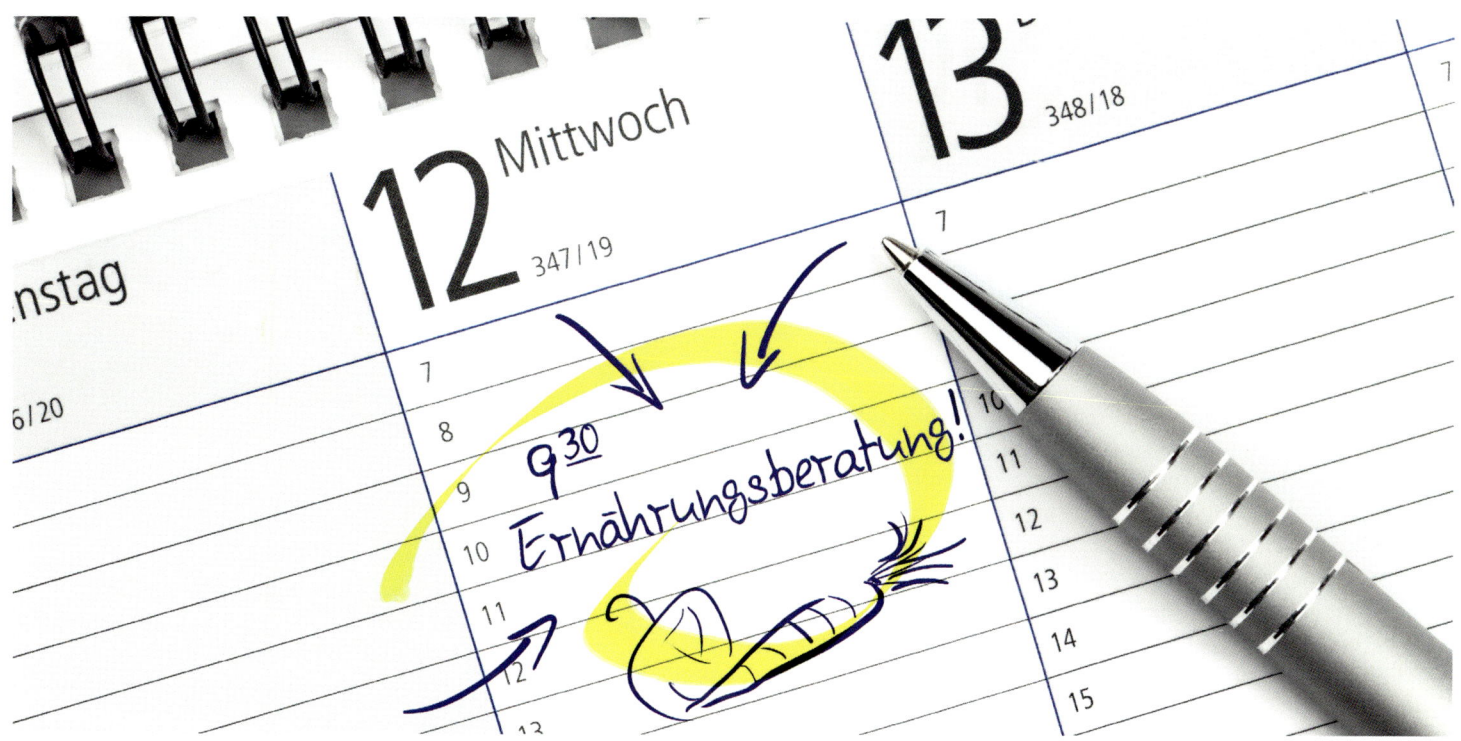

untertags, Alkohol am Abend: Bier, Wein, vielleicht einen Schnaps, vor oder nach dem Essen einen Cocktail. Spätabends prosten wir uns in lockerer Runde ein letztes Mal zu, am Morgen danach beginnen wir den neuen Tag mit Kaffee und einem reichhaltigen Frühstück. Da kommt im Laufe eines Lebens einiges an Belastungen für den Körper zusammen.

Ungelöste Konflikte im Privat- und Berufsleben oder die Herausforderung, dauernd Höchstleistungen bringen zu müssen, sorgen aber auch für ein psychisches Völlegefühl. Kein Wunder, dass viele Menschen zusammenbrechen, an ständig wiederkehrenden Infekten oder Erschöpfungssyndromen leiden und die Diagnose immer öfter auch Burn-out heißt.

Vom Wert einer Ernährungsberatung

Auf den Körper zu hören ist das einfachste, sicherste und schnellste Mittel, um seine Gesundheit zu stabilisieren. Zugegeben, unser Körper reagiert langsamer als unser Verstand, doch hier Zeit aufzubringen, lohnt sich.

Für Laien ist es allerdings nicht ganz einfach, den richtigen Weg in Sachen Ernährung zu finden – der Alltag fordert uns einfach zu stark. Die Medien berichten ständig über die neuesten Erkenntnisse der Ernährungswissenschaften, und nach der Lektüre regt sich oft ein schlechtes Gewissen: Wir wissen so viel und setzen so wenig um.

Geschulte Ernährungsberater übernehmen bei der Erstellung eines individuellen Ernährungsplanes eine Mittlerrolle zwischen

Theorie und Praxis, berücksichtigen Vorerkrankungen ebenso wie Alltagsgegebenheiten. Der Einsatz modernster Messmethoden bringt Details ans Licht, die ebenfalls in die Überlegungen mit einbezogen werden: Die bioelektrische Impedanz-Analyse (BIA) beispielsweise ermöglicht es, die genaue Zusammensetzung des Körpers zu bestimmen. Auch der tägliche Energiebedarf kann ermittelt werden. Ein gut ausgearbeiteter Ernährungsplan trägt also auch zur Verbesserung der Muskelmasse, zum Abbau des Fettgewebes und zur Regulierung des Flüssigkeitshaushaltes bei.

Kneippen – die Heilwirkung des Wassers

Zu den guten alten Methoden, die die Gesundheit fördern und bewahren, gehören die Wasseranwendungen nach Sebastian Kneipp (vielleicht haben Sie ja gestern bereits ansteigende Fußbäder aus der Kneipp-Medizin probiert?). An Tuberkulose erkrankt, hat sich der spätere Pfarrer 1849 durch Wasseranwendungen selbst kuriert. Seine Erfahrungen hat er dann in einer Gesundheitslehre zusammengefasst, einer Lehre, deren große Anhängerschaft über die Jahre für sich spricht. Das 19. Jahrhundert war eine Zeit, in der die Medizin noch in ihren Kinderschuhen steckte, Ärzte waren teuer und nicht jedem zugänglich. Arme und Beine ins kalte Wasser zu tauchen, das war hingegen allen Bevölkerungsschichten möglich.

Bis heute gibt es in Kneipp-Einrichtungen Armtauch- und Wassertret-Becken – vielleicht auch in Ihrer Nähe. Jeder noch so kleine Garten oder aber der Park ums Eck eignen sich zum Tautreten: Morgens barfuß den Tau der Nacht und die Kühle der Erde spüren, das ist ein wunderbares Erlebnis und ein unschätzbarer Impuls für Ihren Körper. Und an heißen Sommertagen kneippen wir, indem wir unsere Handgelenke lange unter fließend kaltem Wasser abkühlen.

Blutzucker – was hält ihn stabil?

Eine zentrale Kennzahl rund um das Thema Ernährung ist der Blutzuckerspiegel. Zucker in allen Formen ist ein Energielieferant für unseren Körper. Weißer Zucker und zuckerhaltige Süßigkeiten, aber auch Gebäck aus Weißmehl liefern rasch viel Energie, lassen den Blutzucker also besonders schnell ansteigen – allerdings sehr schnell auch wieder absinken.

Dieses Absinken des Zuckers ist Diabetikern als lebensgefährliche Unterzuckerung bekannt. Beim gesunden Menschen machen sich die Spitzen im Blutzuckerspiegel als Müdigkeit bemerkbar – und als Heißhungerattacken: Ein gefährlicher Kreislauf setzt sich in Gang.

Eine Karotte oder ein Apfel sind zuverlässigere Energielieferanten als ein Schokoriegel. Wer sich ballaststoffreich ernährt, also Vollkornprodukte und Gemüse zu sich nimmt statt weißem Brot oder Süßem, bleibt länger leistungsfähig, weil der Blutzuckerspiegel langsam steigt und nur langsam wieder sinkt. Zwischen den Mahlzeiten sollte allerdings ein Abstand von vier bis fünf Stunden liegen.

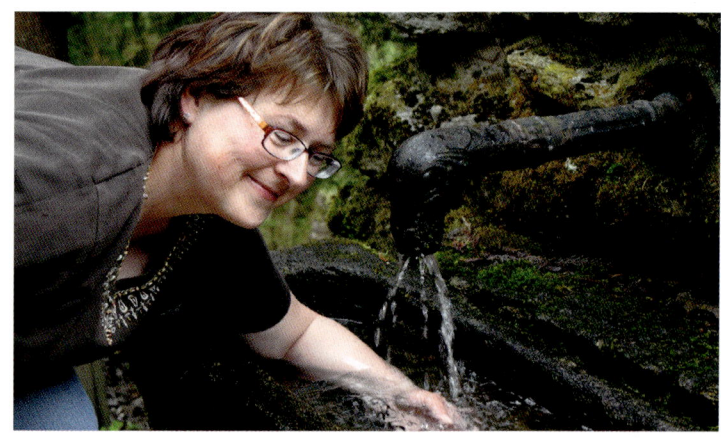

Historisches zum Fasten

Alle Kulturen und Religionen kennen das Fasten. In der Entwicklung des Menschen gab es sicher immer wieder unfreiwillige Fastenzeiten, wenn zum Beispiel kein Beutetier erlegt wurde oder die Vorräte nicht reichten.

Das christliche Fasten hat sich aus der jüdischen Tradition entwickelt: Die Juden fasteten zwei Mal pro Woche, montags und donnerstags. In der frühen christlichen Kirche fastete man am Mittwoch, dem Tag der Gefangennahme Jesu, und am Freitag, dem Tag der Kreuzigung. Die Überlieferung berichtet von unterschiedlichen Formen: Teils wurde bis zur neunten Stunde, also bis 15.00 Uhr, gefastet, teils bis zum Abend. Mönche fasteten länger und strenger: In ihrer Askese verzichteten sie auch darauf, die Lebensmittel zu kochen – das galt als strenges Fasten. Fasten ist auch heute noch fester Bestandteil des Klosterlebens der orthodoxen und der katholischen Kirche. Ohne sich auf polarisierende Debatten über Unterschiede einzulassen: Ähnlichkeiten mit anderen Religionen sind gegeben und verweisen auf gemeinsame Erfahrungen alles Menschlichen.

Sich Raum geben

Wenn schwerwiegende Entscheidungen anstehen, kann Fasten eine wirksame Hilfe sein. Denn es bedeutet, einen Schritt zurückzutreten. Die Reduzierung der Nahrung schafft Freiräume – auch geistige. Eine neue Sicht der Dinge wird möglich, das berichten viele Fastende. Fasten bedeutet, sich Raum zu geben und endlich wieder einmal richtig tief durchzuatmen. Aus dieser sehr sicheren Position kann man vieles neu sehen: Fasten bedeutet Läuterung, und sie passiert ganz von selbst.

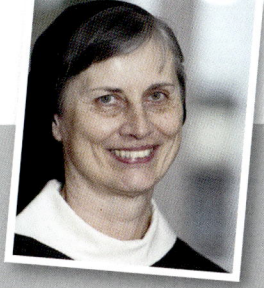

Fasten aus spiritueller Sicht
Sr. M. Bernarda OCist

Religiöse Lehren aller Zeiten und Kulturen betrachteten das Fasten als einen Weg zu geistiger Stärke. Durch den Verzicht wird uns bewusst, wie sehr wir unseren Trieben ausgeliefert sind, auch dem Essenstrieb. Stille und Achtsamkeit sind Wege, diese Abhängigkeit zu beobachten und ein Stück weit zu überwinden.

In Klöstern wurde und wird gefastet, um sich auf Kommendes vorzubereiten. Das ist auch der tiefere Sinn der Fastenzeit vor Ostern: Die Vorbereitung auf die Auferstehung Jesu. Im Mittelalter hatte Mildtätigkeit gegenüber Armen einen hohen Stellenwert im christlichen Leben, sie war auch ein Aspekt des Fastens als Zeit der Rückbesinnung auf Wesentliches, die offen macht für das Leid anderer. Meditation, geistliche Begleitung und Gespräche können, unabhängig von konfessioneller Zugehörigkeit, die geistige Gestimmtheit der Klärung und Neuausrichtung während des Verzichts unterstützen. Körperliches Fasten sollte mit einer inneren Haltung verbunden sein, beispielsweise der Enthaltung von schlechten Gedanken. Fasten stellt uns den eigenen Mängeln gegenüber. Es ist ein guter Weg, dem eigenen Wesen näher zu kommen.

Tag 5 – Das Fastenhoch

Saftfasten	**Suppenfasten**	**Vegane Entschlackungsdiät**
Frühstück: Kräutertee, Kiwi-Tomaten-Saft (S. 50)	**Frühstück:** Kräutertee, Hirsebrei (S. 60)	**Frühstück:** Kräutertee, Haferflockensuppe (S. 54), Dinkelbrötchen (S. 55)
Mittags: klare Gemüsebrühe (S. 52), Kiwi-Tomaten-Saft	**Mittags:** klare Gemüsebrühe (S. 52), Haferflockensuppe (S. 54)	**Mittags:** klare Gemüsebrühe (S. 52), Haferflockensuppe
Abends: klare Gemüsebrühe, Kiwi-Tomaten-Saft	**Abends:** Gemüse-Kartoffel-Suppe (S. 55), Kirschenkompott (S. 56)	**Abends:** klare Gemüsebrühe, Haferflockensuppe, auf Wunsch Bratapfel (S. 58)
Den ganzen Tag über: Kräutertee	**Den ganzen Tag über:** Kräutertee	**Den ganzen Tag über:** Kräutertee

Voller Energie

Sie spüren es bereits beim Aufwachen: Das Fastenhoch ist da, ein freudiges Gefühl, das sich ohne eigenes Zutun ganz von selbst einstellt. Sie haben so viel Energie, dass Sie Bäume ausreißen könnten. Und diese Freude verschwindet nicht, sie hält an und begleitet Sie durch den ganzen Tag. So fühlt es sich an, wenn der Körper nicht überlastet ist mit unnötiger Verdauungsarbeit. So fühlt es sich an, wenn Genussmittel wie Kaffee und Alkohol einige Tage gestrichen sind. Im Grunde genommen sind wir noch immer Steinzeitwesen, die Regelmäßigkeit brauchen und eher weniger als zu viel Nahrung. Der Körper kann dann seine wirkliche Arbeit machen: das Zugeführte optimal verwerten. In den Ruhezeiten finden Reparaturarbeiten statt, und der neue Tag kann mit vollen Energiespeichern begonnen werden. Wir haben genügend Energie und Motivation für Bewegung am Morgen und starten in einen guten Tag. Wie sieht es mit dem Bauch aus? Weicher ist er auf jeden Fall. Vielleicht auch schon ein wenig kleiner. Und die Waage zeigt auch bereits deutlich weniger an?

Das Frühstück ist bekannt und vielleicht schon geliebt? Ihr Körper freut sich darüber, der Hirsebrei schmeckt köstlich und fördert Elastizität und Spannkraft des Bindegewebes. Ein Tag, der mit Getreidebrei beginnt, ist auf jeden Fall ein Tag mit anhaltender Energie, denn der Blutzuckerspiegel bleibt durch dieses Essen konstant. Und schnell zubereitet ist der Brei auch – ein nicht unwesentlicher Aspekt am oft hektischen Morgen.

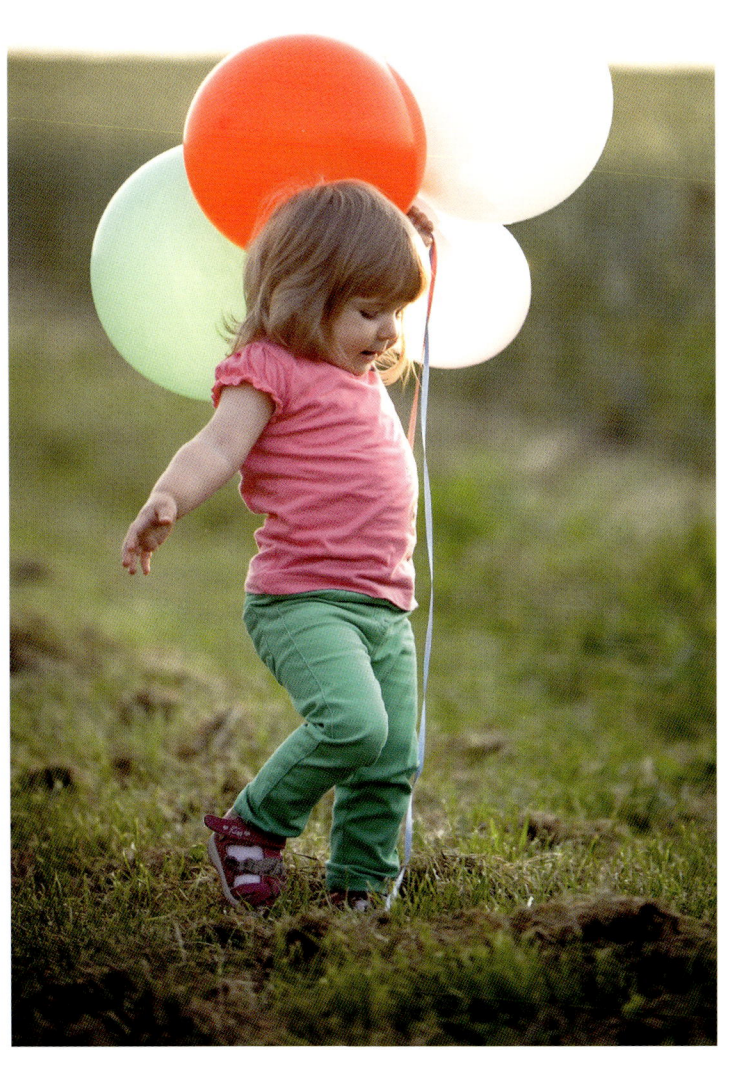

Vorsätze für ein glückliches Leben

• **Nichts persönlich nehmen**
Im täglichen Miteinander können so Missverständnisse erst gar nicht entstehen. Jeder kommuniziert auf seine eigene Art und Weise, und niemand kann alles hinterfragen.

• **Niemanden ändern wollen**
In jeder Art von Beziehung, nicht nur in Partnerschaften, auch in Beziehungen zu Nachbarn oder Kollegen, ist es meist die einfachste Lösung, den anderen für das verantwortlich zu machen, was im eigenen Leben nicht funktioniert. Basis einer gemeinsamen Lösung ist es aber immer, sich selbst einzubringen und die eigenen Wünsche und Vorstellungen zu kommunizieren. Es ist der einzige Weg zu einem funktionierenden Miteinander.

• **Für mein Glück bin nur ich verantwortlich**
Zugegeben, das zu beherzigen, ist nicht immer einfach – aber es führt ans Ziel. Finden Sie heraus, was Ihnen Freude macht, oft sind es die kleinen Dinge: Das innere Kind möchte manchmal nur einen Luftballon steigen lassen oder eine Wanderung unternehmen.

• **Negativen Gedanken weniger Raum geben**
Wir denken in festgefahrenen Bahnen. Eine erschreckende Erkenntnis! Angst, Sorge und Wut sind keine guten Lebensbegleiter. Es gibt immer auch eine positive Sicht auf die Dinge. Mit gesundem Optimismus wird das Leben einfacher, schöner, leichter. Und ein Lächeln öffnet viele Türen ...

Das Gute und Schöne

Jetzt ist vielleicht der richtige Moment, Gedankenhygiene zu betreiben. Der Mensch ist geprägt von Verhaltensweisen, die zu einer bestimmten Zeit im Leben sicher ihre Berechtigung haben – aber nicht immer. Ein gesundes Misstrauen beispielsweise kann manchmal durchaus hilfreich sein, auf der anderen Seite aber auch neue Begegnungen verhindern, wenn es sich zu sehr in den Vordergrund drängt. Ein Quäntchen Pessimismus kann vor zu viel Leid schützen, einem aber auch dauerhaft das Leben schwer machen. Die Tennislegende Steffi Graf hat bei ihrem Abschied vom Spitzensport gemeint, sie habe vieles zu schwer genommen. Und mit dieser Einsicht steht sie nicht alleine da. So soll die Schriftstellerin Colette irgendwann gesagt haben, sie habe ein wunderbares Leben gehabt, sie wünschte nur, sie hätte das früher erkannt. Nun, so weit wollen wir es nicht kommen lassen: Versuchen Sie, das Gute und Schöne in Ihrem Leben zu erkennen!

Es geht auch langsamer

Beschleunigung ist ein doppelbödiges Kennzeichen moderner Gesellschaften. Es steht für Fortschritt und Entwicklung: Mit dem Flugzeug in weniger als zwölf Stunden auf die andere Seite des Erdballs – großartig. Aber der Mensch ist noch immer das Steinzeitwesen, das die Welt in seinen eigenen Schritten messen muss, damit auch die Seele Schritt halten kann. Die Folgen der Beschleunigung, die weder aus dem Privaten noch aus dem Berufsleben wegzudenken sind, heißen: dauernder Stress, Magenprobleme, Schlafstörungen.

Es gibt viele Ratgeber und Anleitungen, die uns sagen, wie dauernder Überlastung schnell und wirkungsvoll zu begegnen sei. Doch ähnlich wie bei der Ernährung geht es bei der Entschleunigung um ein Umdenken und eine Änderung des Lebensstils. Wer in der Spirale eines Immer-mehr-immer-schneller bleibt und es als Karrierenotwendigkeit ansieht, an 7 Tagen der Woche 24 Stunden täglich erreichbar zu sein, kann auch durch Kurzurlaube seinen Zusammenbruch nur aufschieben. Welches Leben will ich führen? Was mute ich mir zu, was meiner Familie? Wo sehe ich mich in zehn Jahren? Wenn

Tipps zur Entschleunigung

- **Verantwortung für sich selbst übernehmen**
Wer sich zugrunde richtet, sorgt weder für sich, noch für seine Familie. Gesundheit besteht aus vielen Komponenten: Bewegung, Naturerlebnissen, genussvollem Essen, einem Sich-seiner-selbst-bewusst-Sein, menschlich definierten Zielen. Atmen Sie durch!

- **Persönliche Kontakte pflegen**
Zeiten mit der Familie oder im Freundeskreis sind gut für Körper und Geist. Ein gemeinsamer Spaziergang oder Radausflug schaffen Erlebnisse, die bleiben, und sind weder durch Mails noch durch lange Telefonate zu ersetzen.

- **Pausen gehören zum Leben ...**
... im Kleinen wie im Großen: Pausen während des Tages, kurze Ausflüge, längere Urlaube. Jede Auszeit bringt viel Energie zurück, jedes Abschalten ermöglicht neue Gedanken und Ideen. Zeiten in anderen Kulturen erweitern den Horizont und leiten heilsame Reflexionen ein.

die Antworten auf diese Fragen Wege zu einem entspannten Hier und Jetzt führen, hat die Entschleunigung bereits begonnen, und das wird in allen Bereichen positive Resultate bringen: Sie fühlen sich gesünder, gelassener, glücklicher – und das für den Rest eines hoffentlich langen Lebens.

Eigenes Erleben

Das Fastenhoch trägt Sie heute durch den Tag. So könnte es weitergehen. Ein Tag mit minimaler Nahrung bringt sehr viel Zeit. Wofür? Unstrukturierte Stunden sind Mangelware in unserem Gesellschaftssystem. Der Terminkalender portioniert die Tage und auch die Abende. Kaum jemand blockiert eine Stunde pro Tag nur für sich, wie es alle Zeitmanagement-Berater empfehlen. In Künstlerkreisen allerdings wird die Bedeutung von

Zeit erkannt und berücksichtigt, nur das bringt Muße, nur in nicht verplanter Zeit kann der Geist schweifen, wird Kreativität möglich.

Wie geht es Ihnen heute, am fünften Tag des Abenteuers Fasten? Was antworten Sie auf diese Frage? Ich esse regelmäßig, aber sehr wenig und immer das annähernd Gleiche – und es geht mir blendend. Sie erfahren jetzt, dass sich Fasten tatsächlich gut anfühlt. Wie viel sogenanntes Wissen aus den Geschichten anderer häufen wir an? Dagegen steht das eigene Erleben, stehen die ersten unsicheren Schritte in ein Neuland, in dem man sich zuerst orientiert – und weitergeht, wenn es sich richtig anfühlt. So ist es, das Leben, wenn es gut ist. Was dazu nötig ist? Der eigene Mut, Neugier, die Lust auf Erfahrungen. Was Sie mitnehmen in den Alltag, wird Ihr Leben verändern und bereichern.

Ein Tag ohne Wecker

Schlafen, schlafen, schlafen ... ist heilsam, nicht nur während des Fastens. Im Schlaf findet Heilung statt. Der Schlaf vor Mitternacht ist regenerierender und als Schönheitsschlaf bekannt. Reservieren Sie zumindest einen Tag in der Woche, an dem Sie sich erlauben, ohne Wecker aufzuwachen. Schenken Sie sich dieses wunderbare Gefühl von Freiheit. Sich dem Rhythmus des Körpers zu überlassen, wirkt ungemein stabilisierend und macht zufrieden.

Achten Sie auch darauf, was vor dem Schlafengehen passiert: TV- oder PC-Konsum sind keine guten Entspannungshilfen. Ein beruhigender Spaziergang mit den kleinen Entdeckungen, die die Natur für uns bereithält, ist einem ruhigen, erholsamen Schlaf bestimmt sehr viel förderlicher als ein aufwühlender Fernsehkrimi.

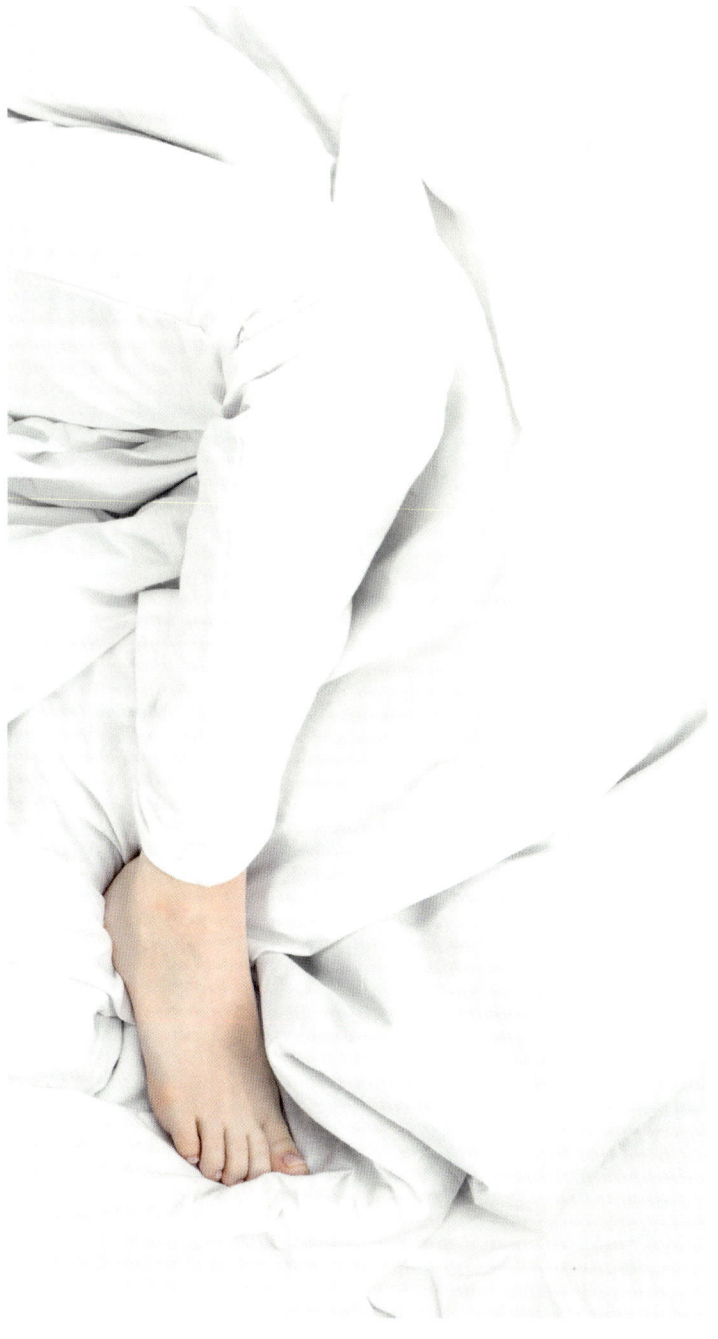

Tag 6 – Vorbereitung aufs Fastenbrechen

Saftfasten	**Suppenfasten**	**Vegane Entschlackungsdiät**
Frühstück: Kräutertee, Orangen-Zucchini-Saft (S. 50)	**Frühstück:** Kräutertee, Couscousbrei (S. 60)	**Frühstück:** Kräutertee, Couscous-Suppe (S. 54), Dinkelbrötchen (S. 55)
Mittags: klare Gemüsebrühe (S. 52), Orangen-Zucchini-Saft	**Mittags:** klare Gemüsebrühe, Couscous-Suppe (S. 54)	**Mittags:** klare Gemüsebrühe, Couscous-Suppe
Abends: klare Gemüsebrühe, Orangen-Zucchini-Saft	**Abends:** Gemüse-Kartoffel-Suppe (S. 55), Zwetschkenkompott (S. 56)	**Abends:** klare Gemüsebrühe, Couscous-Suppe, auf Wunsch Bratapfel (S. 58)
Den ganzen Tag über: Kräutertee	**Den ganzen Tag über:** Kräutertee	**Den ganzen Tag über:** Kräutertee

Der letzte richtige Fastentag

Sie fühlen sich noch immer wunderbar fit und kräftig. Heute gibt es zum Frühstück Orangen-Zucchini-Saft, Couscousbrei mit Zimt oder Couscous-Suppe. Genießen Sie die neuen Aromen an diesem letzten Tag des richtigen Fastens.

Wer sich fürs Saftfasten entschieden hat, wird ab morgen wieder kauen. Auch beim Suppenfasten und bei der veganen Entschlackungsdiät erweitert sich das Speisenangebot. Bleiben Sie dabei, regelmäßig zu essen, drei Mal täglich. Der Verdauungsapparat ist dankbar für eine Pause von jeweils vier bis fünf Stunden zwischen den Mahlzeiten, die ihm ermöglicht, seine Arbeit zu tun.

Immer wieder Minipausen

Mit dem heutigen Tag endet eine Phase, an die Sie sich hoffentlich immer wieder gerne erinnern werden. Völlegefühle und Heißhungerattacken gehören mittlerweile der Vergangenheit an. Wir haben erkannt: Der Griff zu Schokolade & Co ist oft ein Ausweg für die unter Druck geratene Psyche, Essen ein Platzhalter für eine Ruhepause, für Bewegung. Körperliche Betätigung hilft immer – auch in seiner Minimalform, dem Atmen. Bei Problemen, die auftauchen, holen wir tief Luft, aber auch bei süßen oder salzigen Versuchungen.
Ja, es ist viel verlangt, gerade im größten Stress an gesunde Ernährung zu denken. Tun Sie es trotzdem, und machen Sie daraus eine jener Minipausen, denen eine Wunderwirkung

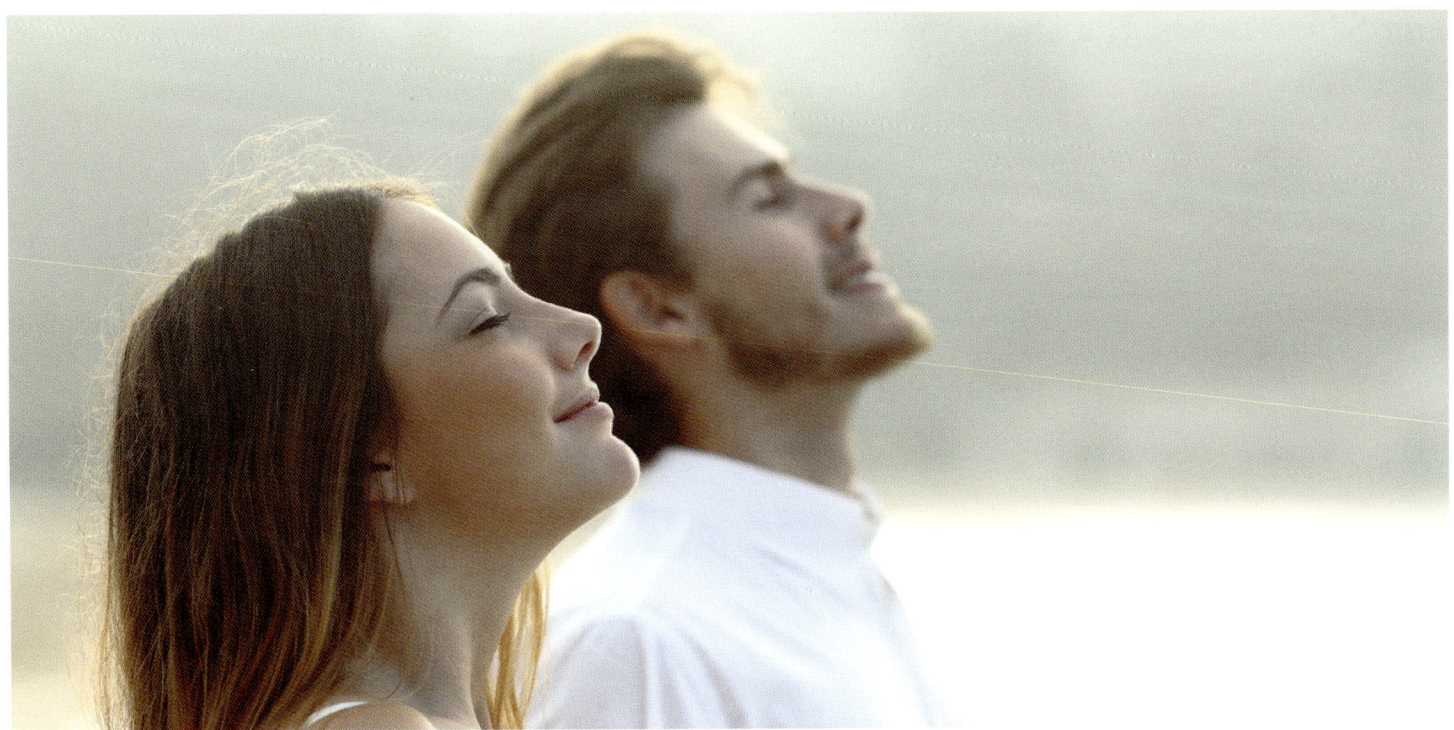

nachgesagt wird. Heraus aus dem Gedankenkreis, der Probleme schafft, nur für zwei, drei Sekunden. Atmen Sie tief durch: Alleine das schafft den Abstand, der nötig ist, um wieder klar zu sehen.

Orientierungshilfe für den Alltag

Heute leiten wir die gedanklichen Vorbereitungen für eine bewusste Ernährung nach dem Fasten ein. Die Medien sind voll mit Ratschlägen, und auch im Bekanntenkreis gibt es meist unendlich viele Überzeugungen darüber, was denn nun gesund sei und was weniger. Die Maximen, die sich aus aktuellen Studien zum Thema ergeben, wechseln oft sehr schnell. Es ist also nicht ganz einfach, sich zu orientieren: Heute und an den kommenden beiden Tagen gibt es deshalb Informationen und leicht umsetzbare Ernährungstipps für den Alltag. Vielleicht finden diese Tipps Aufnahme in Ihr ganz privates Programm für ein gesünderes Essen. Wie helfen Sie sich, wenn sich Ihr Magen übersäuert anfühlt? Wie entlasten Sie in einem oder zwei Tagen Ihre Verdauungsorgane? Und was setzen Sie den süßen oder salzigen Versuchungen entgegen? Mit diesem Basiswissen ausgerüstet, können Sie kleinere oder auch einmal größere Ernährungssünden schnell wieder ausgleichen und den Körper in ein gesundes Gleichgewicht zurückbringen.

Der Säure-Basen-Haushalt

Die übermäßige Aufnahme säureproduzierender Lebensmittel kann zu unterschiedlichen körperlichen Reaktionen führen, zu dauernder Müdigkeit, Gelenksbeschwerden, Migräne oder dem Gefühl, irgendwie krank zu sein. Säure-Ablagerungen im Bindegewebe führen zu Falten und Cellulite. Auch typische Zivili-

Nahrungsmittel nach Säure-Basen-Gehalt

Eher basisch	Eher sauer
Obst, Gemüse (auch Säfte)	Zucker, Süßigkeiten
Kräuter	Schnitt-, Schmelzkäse
Tofu	Fleisch, Wurst
Vollkorngetreide	Weißmehlprodukte

sationskrankheiten wie Diabetes, Arteriosklerose, Rheuma und Gicht, Nierensteine und Osteoporose werden mit Übersäuerung in Zusammenhang gebracht.

Nicht nur die Ernährung, auch Stress und Anspannung können zu einer Übersäuerung führen. Bei Stress werden vom Körper Energiereserven bereitgestellt – oft werden diese aber nicht, wie ursprünglich von der Natur vorgesehen, durch Flucht bzw. Angriff, d. h. Bewegung, verbraucht. Die Folge davon ist eine chronische Dauerbelastung für den menschlichen Stoffwechsel: Die Hormone Adrenalin und Noradrenalin werden verstärkt ausgeschüttet und säurebildend abgebaut. Herzschlag und Blutdruck sind erhöht, die Atemfrequenz steigt, dabei nimmt die Atemtiefe ab. Diese flache Atmung bringt weniger Sauerstoff ins System, und beim Ausatmen wird weniger Kohlenstoffdioxid ausgeschieden. Muskelanspannung ist ein weiteres Stress-Symptom, das den Abtransport von Säuren erschwert. Die Muskelpumpe, also das An- und Entspannen der Muskeln bei Bewegung, eine verstärkte Atmung und Schwitzen tragen dagegen viel zur Aufrechterhaltung des Gleichgewichts im Säure-Basen-Haushalt bei. Achten Sie also auf eine ausgewogene Ernährung – und auf Ihren Stresslevel!

So kommen Sie ins Gleichgewicht

Es ist passiert: Sie fühlen sich müde, energielos, krank. Sodbrennen und Verdauungsprobleme weisen auf eine Überlastung ihres Stoffwechsels hin. Ein Notfallplan hilft, das Gleichgewicht rasch wieder herzustellen:

- Basisch essen: Erklären Sie die nächsten Tage zu Entsäuerungstagen. Kehren Sie zurück zu den bekannten, schonenden Gerichten Ihrer Fastenkur. Eine klare Gemüsebrühe oder eine Suppe aus fein gemahlenem Getreide wirken wahre Wunder, gedünstetes Wurzelgemüse oder Zucchini, ohne Salz gekocht und gut gekaut, ebenfalls. Gestrichen sind Säurebomben wie Kaffee, Fett und Alkohol. Erinnern Sie sich auch an die bekömmlichen Kräutertees.
- Bewegung: Regelmäßige Bewegung wirkt am effektivsten und auch nachhaltig gegen Übersäuerung. Spaziergänge in moderatem bis schnellem Tempo sind zum Beispiel ein gutes Training. 30 bis 40 Minuten reichen. Es ist besser, sich oft und regelmäßig zu bewegen, als einmal einen Gewaltmarsch hinzulegen, der so erschöpft, dass die Erholung davon wochenlang dauert.
- Massagen & Co: Massagen und Wärme lockern die Muskulatur und machen sie wieder leistungsfähiger, eine Lymphdrainage entlastet das Bindegewebe und hilft beim Abtransport von Flüssigkeitsablagerungen. Sauna, Dampf- und Auslaugebäder oder Wechselgüsse unterstützen die Entschlackung über die Haut.

Noch einmal Kneipp

Auch die Lebensregeln des Sebastian Kneipp halten eine Reihe von Tipps für den Alltag bereit. Sie betonen stets das menschliche Maß – nur durch Ausgewogenheit ist es möglich, seinen eigenen Lebensrhythmus zu finden. Versuchen Sie also, sich nach einer großen Anspannung ganz bewusst zu entspannen. Lassen Sie zum Beispiel, wenn Sie viel am Bildschirm arbeiten, Ihren Blick in die Weite schweifen, ohne scharf zu sehen. Fixieren Sie abwechselnd kurz ein nahes und ein weit entferntes Objekt – das entspannt die Augen. Und gehen Sie regelmäßig ins Freie, egal bei welchem Wetter: Die Sonne oder den Regen, Hitze oder Kälte spüren, das ist ein einfacher, wohltuender Schritt heraus aus vielen Zwängen.

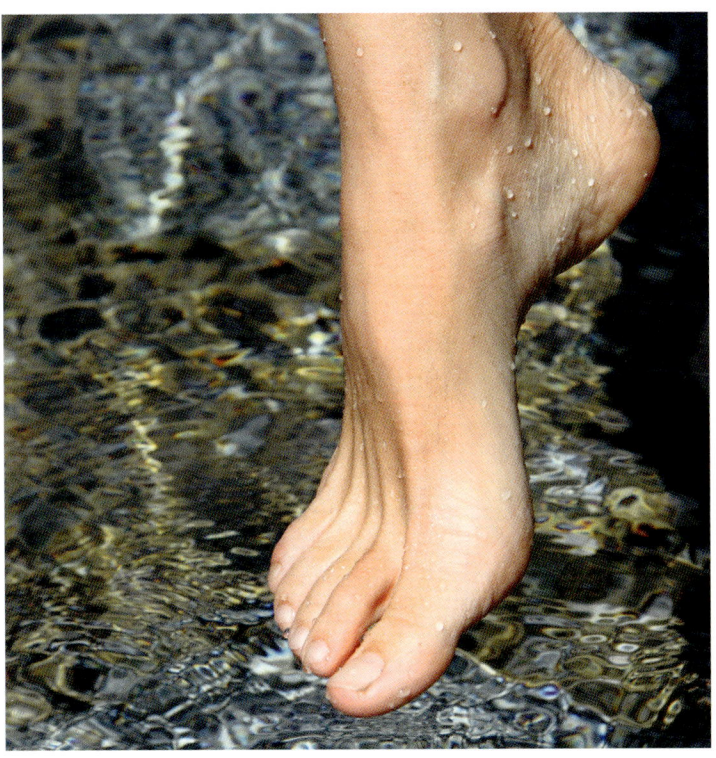

Die Lebensregeln nach Pfarrer Sebastian Kneipp

Die fünf Säulen der Gesundheit nach Pfarrer Kneipp können bis heute auch nach medizinischen Kriterien als Basis eines ganzheitlich gesunden Lebens bezeichnet werden:

- Wasseranwendungen regen das Gefäß- und Kreislaufsystem an und steigern damit die Leistungsfähigkeit und die Immunabwehr.
- Bewegung unterstützt alle Funktionen des Körpers, das Herz-Kreislauf-System wird trainiert, Gelenke werden beweglicher, die Muskulatur wird gekräftigt und das allgemeine Wohlbefinden steigt.
- Die Ernährung wurde von Pfarrer Kneipp bereits Mitte des 19. Jahrhunderts in ihrer ganzen Bedeutung erfasst. In die heutige Zeit übersetzt heißt die Regel: Essen Sie regionale und saisonale Produkte, die schonend zubereitet und liebevoll angerichtet werden. Nehmen Sie Ihre Mahlzeiten in Ruhe ein und genießen Sie mit allen Sinnen.
- Heilpflanzen werden innerlich und äußerlich angewendet: als Nahrung und Tee, in Ölen, Bädern oder Wickeln.
- Dies alles wird getragen von der wichtigsten, der fünften Säule: Die Lebensordnung lässt das richtige Maß in allem finden. Besonders in unserer schnelllebigen Zeit mit ihren fließenden Übergängen zwischen Arbeit und Freizeit wird damit wieder eine Rhythmisierung erreicht. Durch den Wechsel von Anspannung und Entspannung werden Körper und Geist trainiert. So gelingt es, Kräfte zu mobilisieren, aber auch wieder loszulassen und zur Ruhe zu kommen.

Tag 7 – der erste Aufbautag

Saftfasten

Frühstück:
Kräutertee, Apfelkompott (S. 56)

Mittags:
Gemüse-Kartoffel-Suppe (S. 55),
Bratapfel (S. 58)

Abends:
klare Gemüsebrühe (S. 52),
Brokkoli mit Kartoffeln (S. 62)

Den ganzen Tag über:
Kräutertee

Suppenfasten

Frühstück:
Kräutertee, Reisbrei (S. 60),
Dinkelbrötchen (S. 55) und
Apfelkompott (S. 56)

Mittags:
Brokkoli und gekochter Reis (S. 62)

Abends:
Gemüse-Kartoffel-Suppe (S. 55),
Kräuterquark (S. 72),
Dinkelbrötchen

Den ganzen Tag über:
Kräutertee

Vegane Entschlackungsdiät

Frühstück:
Kräutertee, Reissuppe (S. 54),
Dinkelbrötchen (S. 55),
veganer Aufstrich (S. 68-70)

Mittags:
klare Gemüsebrühe (S. 52),
Reissuppe, Dinkelbrötchen,
Brokkoli (S. 62),
veganer Aufstrich

Abends:
Reissuppe, Dinkelbrötchen,
Brokkoli, veganer Aufstrich

Den ganzen Tag über:
Kräutertee

Gewohnheiten ändern sich: Willkommen im neuen Lebensgefühl!

Die Energie hält an, Sie sind früh wach und voller Tatendrang. Die Morgenroutine der Fastentage hat sich bereits etabliert. Doch heute ist es ganz wie im wirklichen Leben, wenn Gewohnheiten immer wieder modifiziert werden. Denn es ist so weit, das Fasten wird gebrochen, und das bedeutet: Sie kauen! Ab heute erweitert sich das Nahrungsangebot. An den Aufbautagen gewöhnt sich der Magen langsam an größere Portionen, die bisherige Fastenkost wird um jeweils einen Bestandteil erweitert. Beim Saftfasten gibt es zum Frühstück Apfelkompott mit Dörrpflaumen, selbstverständlich ungesüßt, aber das tut dem Geschmackserlebnis keinen Abbruch, im Gegenteil. Nach Tagen ohne jeden raffinierten Zucker sind Gaumen und Zunge in der Lage, die natürliche Süße der Lebensmittel zu schmecken. Geben Sie dieser Erfahrung die Gelegenheit, sich zu verfestigen, spüren Sie den süßen Geschmack des Apfels und der gut gekauten Dörrpflaumen lange auf der Zunge.
Das Frühstück beim Suppenfasten hat zum fein gemahlenem Reisbrei mit Zimt ein Dinkelweckerl zu bieten. Auch hier gibt es ungesüßtes Apfelkompott mit Dörrpflaumen.
Die Entschlackungsdiät erweitert das Frühstück um eine kleine Portion eines veganen Aufstrichs.

Opulenz trotz „weniger ist mehr"

Auch das Mittagessen fällt heute opulent aus. Pürierte Gemüse-Kartoffel-Suppe steht beim Saftfasten auf dem Menüplan, Bratapfel wird als Dessert gereicht. Vielleicht erinnern Sie sich selbst in einigen Wochen beim Zubereiten eines Bratapfels noch an die unverfälschte Süße der Frucht und greifen nicht wie gewohnt zum Zucker? Weniger ist mehr.

Beim Suppenfasten gibt es gekochten Reis und gedünsteten Brokkoli. Die Entschlackungsdiät erweitert um eine kleine Portion Brokkoli zum veganen Aufstrich. Das ist puristisches Essen – und der reine Genuss! Eine einzige Gemüsesorte auf dem Teller zeigt den sensibilisierten Geschmacksknospen klar und deutlich, was in ihr steckt. Gemüse ist aromatischer, als man glaubt, selbst Salz ist nicht immer notwendig. Brokkoli zum Beispiel hat ein schönes, dichtes Aroma und mundet auch ohne die Zugabe von Gewürzen wunderbar. Vergessen Sie aber nicht, die gedünsteten Gemüsestücke gut zu kauen. Das freut den Magen und er braucht keine Energie, um große Nahrungsstücke mühsam aufzulösen. Im Darm wirkt ein Brei aus gemahlenem Getreide wie ein leichtes Putzmittel, das die Verdauung anregt.

Klare Gemüsebrühe und gekochter Brokkoli mit Kartoffeln stehen abends auf dem Speiseplan beim Saftfasten. Beim Suppenfasten gibt es eine pürierte Gemüse-Kartoffel-Suppe, dazu ein wenig gerührten Kräutertopfen und ein Dinkelweckerl. Eine fein gemahlene Reissuppe ist der erste Gang bei der veganen Entschlackungsdiät, dann folgen Dinkelweckerl, gedünsteter Brokkoli und veganer Aufstrich. Kauen Sie gut und verkosten Sie die unterschiedlichen Zutaten: Das ist ein veritables Menü – und trotzdem leicht verdaulich.

Unterschiedliche Verdauungszeiten

Unser Essen braucht unterschiedlich lange, um verdaut zu werden. Der Körper verarbeitet die Nahrungsmittel in der Reihenfolge, in der sie in den Verdauungstrakt gelangen. Bei traditionellen Menüs wird im Speisenablauf darauf Rücksicht genommen, zu Beginn gibt es Salat oder flüssige Nahrung in Form einer leichten Suppe, dann Fisch oder Pasta als Zwischengericht und nur mehr eine kleine Portion Fleisch für den bereits wohlgefüllten Magen. Käse ist, im Gegensatz zur allgemeinen Meinung, schwerverdauliche Nahrung. Auch hier ist weniger mehr.

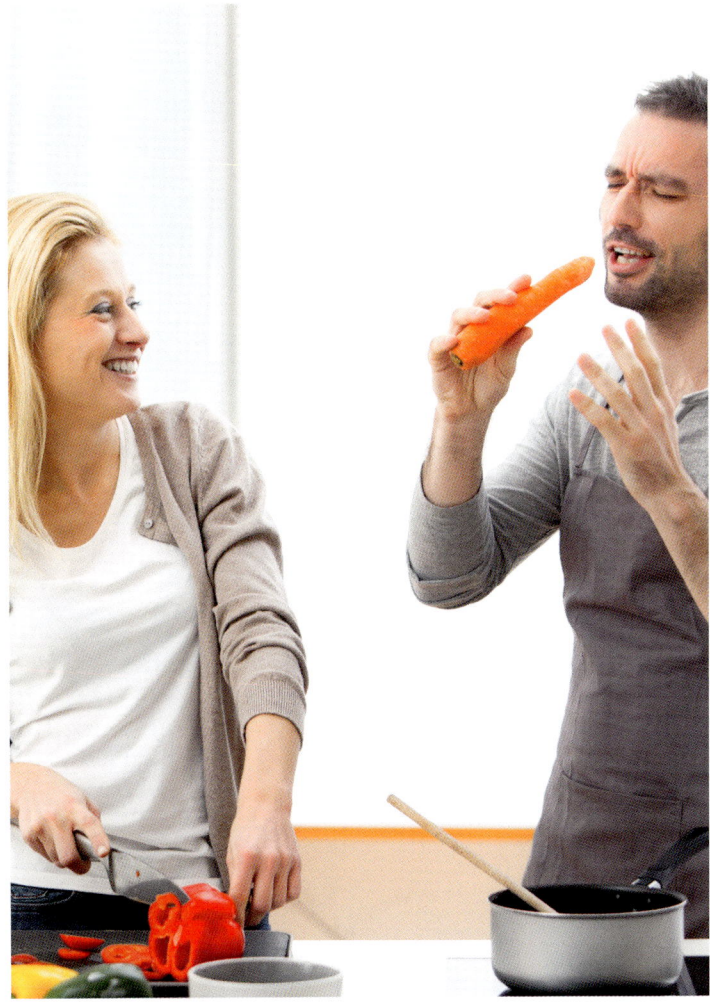

Verdauungszeiten

- 4 bis 5 Stunden: Schweinefleisch, Hartkäse
- 3 bis 4 Stunden: Lamm- und Rindfleisch
- 2 bis 3 Stunden: Weichkäse, Truthahn, Nüsse
- 1 bis 2 Stunden: Getreide, Hülsenfrüchte, Hühnerfleisch, Milchprodukte (fettarm)
- ½ bis 1 Stunde: Eier, Obst, Gemüse (gedünstet), Fisch (fettreiche Sorten)
- weniger als ½ Stunde: Gemüse- und Fruchtsäfte, Melonen, Grapefruit, Orangen, Blattgemüse, Fisch (fettarm)

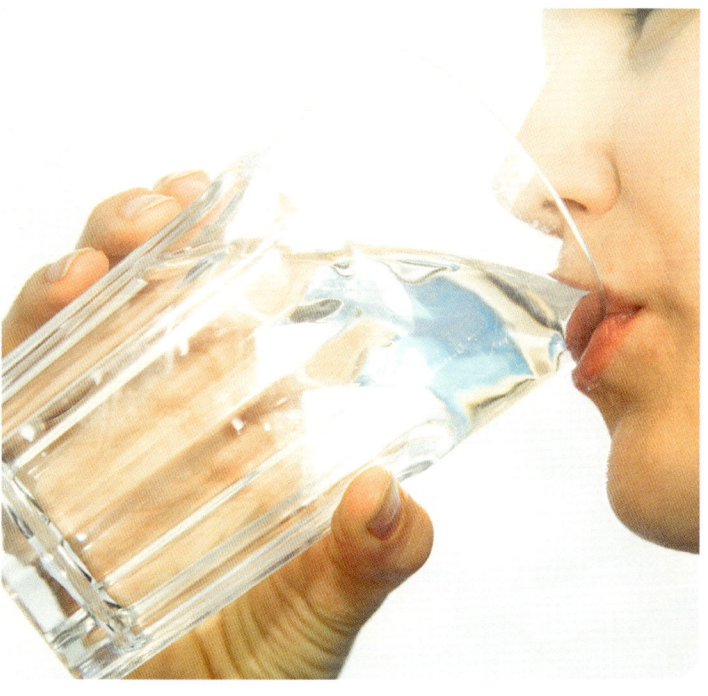

Tipps zur Entlastung der Verdauungsorgane

- Kleine Einzelportionen essen: Oft gibt es mehrere Gänge – Ihr Verdauungstrakt bekommt noch genug zu tun.
- Gut kauen: Zähne und Speichel spielen eine große Rolle bei der Aufspaltung der Nahrung. Je besser gekaut die Nahrung im Magen ankommt, desto einfacher ist die weitere Verdauungsarbeit und desto eher ist auch das Sättigungsgefühl spürbar.
- Pausen einlegen: Legen Sie zwischendurch das Besteck beiseite und unterhalten Sie sich ein wenig, das fördert nicht nur die Wahrnehmung, sondern tut auch der Kommunikation gut.
- Tausend Schritte tun: Jeder kennt die Schläfrigkeit, die einen nach opulenten Mahlzeiten überfällt. Ein Verdauungsspaziergang und frische Luft helfen.
- Die Vielfalt reduzieren: Unser Körper ist manchmal nicht nur durch die Menge, sondern auch durch die Vielfalt der Speisen aus teilweise weit entfernten Ländern überfordert. Essen Sie zur Entlastung ihrer Verdauung puristisch und nehmen Sie einen Tag lang nur ein Nahrungsmittel wie Getreidebrei, Obst oder Gemüse zu sich. Schließen Sie eventuell noch einen Aufbautag an.
- Die Menge reduzieren: Lassen Sie eine Mahlzeit aus oder reduzieren Sie die Essensportionen drastisch – weniger Nahrung macht auch weniger Verdauungsleistung nötig.
- Mehr trinken: Machen Sie sich eine große Kanne Kräutertee und trinken Sie bewusst mehr Wasser.

Ein neuer Abschnitt

Auch wenn Ihnen heute ein wirklich reich gedeckter Tisch schwer vorstellbar erscheint, die nächste Einladung wartet bestimmt bald auf Sie. Miteinander zu essen ist Ausdruck von Liebe und Wertschätzung, gemeinsam zu genießen, das verbindet auf besondere Weise. Festessen, Familientreffen oder einfach nur gesellige Abende: Wer ist schon bei jeder Gelegenheit diszipliniert? Wenn Sie ein Völlegefühl verspüren, ist das ein sicheres Anzeichen dafür, dass die Verdauungsorgane überlastet sind. Und der Morgen danach bringt es oft ans Licht: Die Waage zeigt ein oder zwei Kilos mehr an.

Der heutige siebte Tag Ihrer Fastenkur hat aber das Zeug dazu, einen neuen Abschnitt in Ihrem Leben einzuleiten. Bewusste Ernährung wird ganz selbstverständlich in den Alltag integriert, in alle Festessen und in alle Jetzt-nur-schnell-etwas-zwischen-die-Zähne-Mahlzeiten. Beherzigen Sie, so gut es geht, die Tipps zur Entlastung der Verdauungsorgane, und achten Sie auf die richtige Auswahl der Speisen. Warum nicht bei der Gemüsebeilage doppelt zugreifen und dafür nur ein kleines Stück Fleisch wählen?

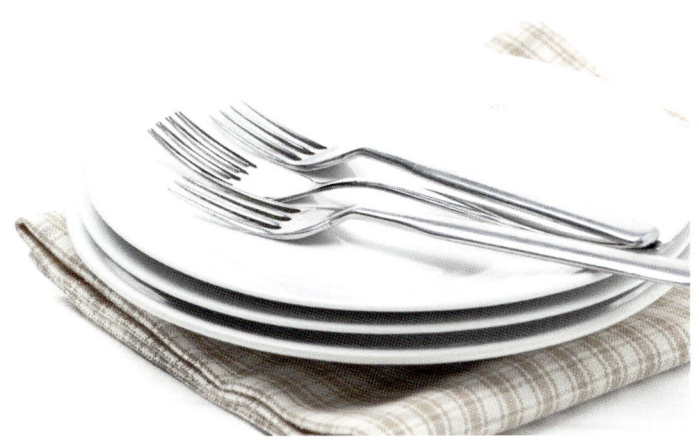

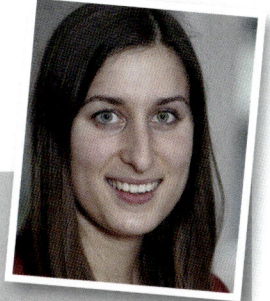

Anna Schmidt, BBSc.,

Ernährungswissenschaftlerin und Diätologin im Kurhaus Marienkron

- **Genügend Flüssigkeit, d. h. Wasser ...**
... regt die Verdauung an, ist wichtig für Herz, Kreislauf und Nieren und begünstigt eine Gewichtsreduktion. Der menschliche Körper benötigt täglich ca. zwei Liter mildes Wasser.

- **Gemüse und Obst ...**
... liefern Vitamine, Mineral- und Ballaststoffe sowie wichtige sekundäre Pflanzenstoffe. Die Empfehlung lautet: drei Mal täglich Gemüse, zwei Mal täglich Obst.

- **Getreide, Getreideerzeugnisse (bevorzugt in Vollkornqualität) und Kartoffeln ...**
... steuern Kohlenhydrate, Ballast- und Mineralstoffe sowie Vitamine bei. Ballaststoffe unterstützen die Darmgesundheit, wirken sättigend, cholesterinsenkend und regulieren Stuhl sowie Blutzucker.

- **Milch und Milchprodukte ...**
... enthalten reichlich Kalzium, sind Eiweißlieferanten und wichtig für Aufbau und Erhalt der Knochen. Milchsäurehaltiges Joghurt, Sauer- und Buttermilch fördern die Verdauung.

- **Fleisch, Fisch, Wurst und Eier ...**
... liefern Eiweiß, das als Grundlage des Zellaufbaus für Muskeln und Organe zuständig ist und das Immunsystem stärkt. Bei vegetarischer bzw. veganer Ernährung muss ausreichend pflanzliches Eiweiß verzehrt werden.

- **Fette und Öle ...**
... sind, wenn pflanzlichen Ursprungs, wertvoll für die Blutfette.

Tag 8 – der zweite Aufbautag

Saftfasten	**Suppenfasten**	**Vegane Entschlackungsdiät**
Frühstück: Kräutertee, Polentabrei (S. 60), Ananaskompott (S. 56) **Mittags:** Zucchini mit Polenta (S. 63), Ananaskompott **Abends:** Gemüse-Kartoffel-Suppe (S. 55), Dinkelbrötchen (S. 55), Kräuterquark oder veganer Aufstrich (S. 72, S. 68-70) **Den ganzen Tag über:** Kräutertee	**Frühstück:** Kräutertee, Dinkelbrötchen (S. 55), Kräuterquark (S. 72) oder Sojajoghurt, dazu Käse oder Honig oder ein veganer Aufstrich (S. 68-70) **Mittags:** klare Gemüsebrühe (S. 52), Fisch oder Geflügel oder Tofu mit Zucchini und Kartoffeln (S. 64) **Abends:** klare Gemüsebrühe, Gemüsepfanne und Kochsalat (S. 66) **Den ganzen Tag über:** Kräutertee	**Frühstück:** Kräutertee, Polentasuppe (S. 54), Dinkelbrötchen (S. 55), veganer Aufstrich (S. 68-70) und Sojajoghurt **Mittags:** klare Gemüsebrühe (S. 52), Zucchini mit Polenta (S. 63) **Abends:** klare Gemüsebrühe, Dinkelbrötchen, veganer Aufstrich, auf Wunsch Bratapfel (S. 58) **Den ganzen Tag über:** Kräutertee

Die Qual der Wahl

Das Frühstück hat beinahe schon „Alltagsquantität". Ein Polentabrei mit Zimt oder Nelken ergänzt das ungesüßte Ananaskompott beim Saftfasten: wunderbar! Beim Suppenfasten gibt es Dinkelweckerl und gerührten Kräutertopfen, dazu etwas Käse oder Honig. Oder Sie wählen einen veganen Aufstrich. Bei der veganen Entschlackungsdiät werden Polentasuppe, Dinkelweckerl und veganer Aufstrich um ein Sojajoghurt erweitert. Käse oder Honig? Kräutertopfen oder Sojajoghurt? Damit beginnt wieder die Qual der Wahl. Erinnert Sie das an All-Inclusiv- oder Club-Urlaube? In den ersten Tagen muss das gesamte Angebot durchprobiert werden. Bevor man erkennt, dass die Auswahl gleich bleibt, haben sich schon zwei oder drei Kilos festgesetzt. Natürlich schmälert das nicht das Urlaubsvergnügen, aber die mitgebrachte Garderobe passt nicht mehr – und die Kilos sitzen vielleicht auch im Herbst noch hartnäckig auf den Hüften.

Vom Umgang mit besonderen Versuchungen

Den ganzen Tag waren Sie diszipliniert, haben einen Apfel gegessen, während die Kollegen geschlemmt haben, doch abends brechen alle Dämme, der Kühlschrank wird geleert und für einen Nachschlag auch die Naschlade: Wer kennt das nicht? Es gibt nur einen einzigen Trick dagegen:

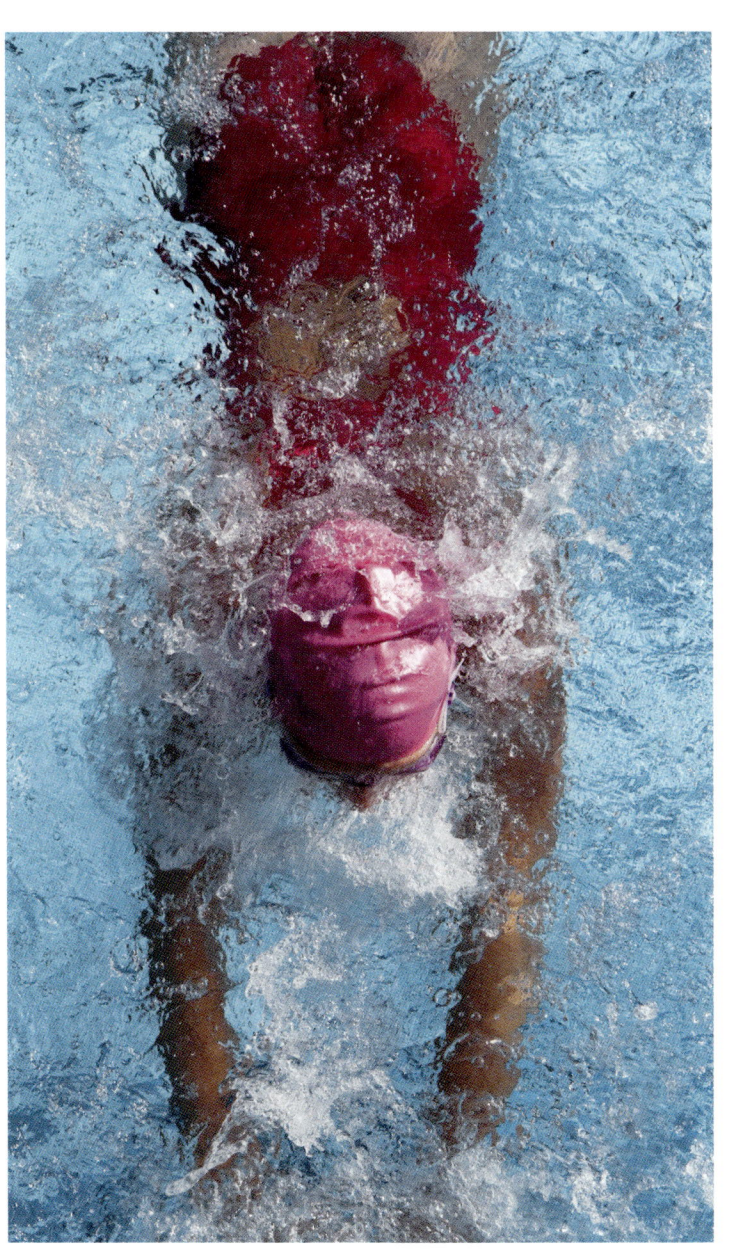

So viele Kalorien!

Süßes, je 100 Gramm	Kilokalorien
Schokolade, 85 % Kakao	603
Duplo	552
Schokolade, Vollmilch	548
Nutella	547
Ritter Sport Nougat	546
KitKat	522
M&M's	496
Mars	448
Haribo Goldbären	343

Salziges, je 100 Gramm	Kilokalorien
Pistazien, geröstet	615
Erdnüsse, gesalzen	564
Chips, gesalzen	544
Chips, ungarisch	539
Erdnusslocken	500
Cracker Classic	486
Soletti	378

keine Naschereien im Haus haben. Wer für jede Tafel Schokolade oder für Nüsse und Chips zur nächsten Tankstelle gehen muss, überlegt es sich vielleicht – oder hat wenigstens einen Abendspaziergang gemacht.

Andere Arten der Ablenkung können sportlicher, kultureller oder geselliger Natur sein: eine Runde schwimmen, Schlittschuhlaufen, die Lesung des Lieblingsautors, eine Führung im Museum, ein Treffen mit Freunden. Natürlich wird dabei auch gegessen, aber sicher mit mehr Maß und Ziel als alleine zu Hause.

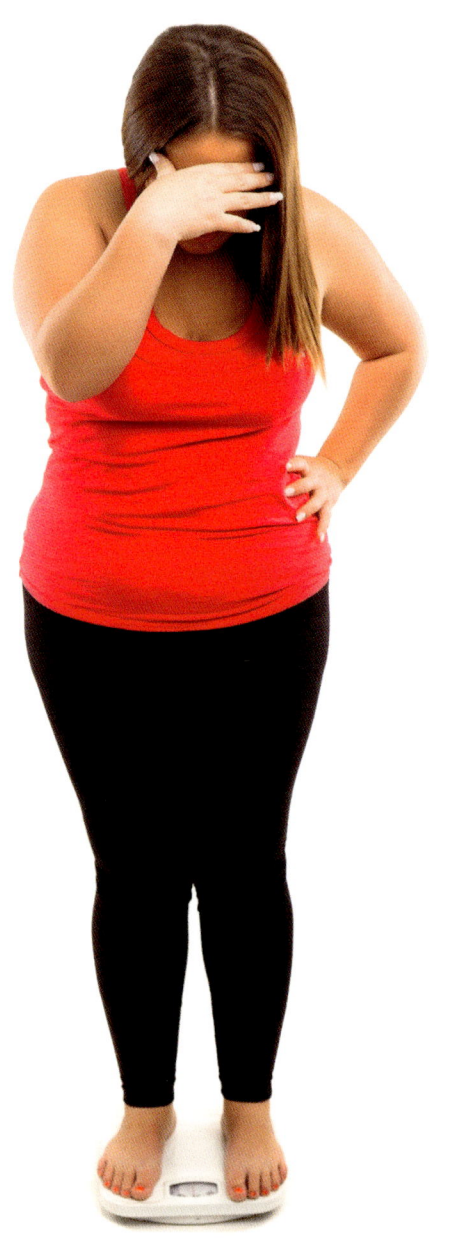

Der Süßanteil von Naschereien wird in Stück Würfelzucker (à drei Gramm) angegeben. 100 Gramm Schokolade enthalten etwa 23 Stück Würfelzucker und ein gesüßtes Fruchtjoghurt pro 100 Gramm noch immer 4,5 Stück – diese Zahlen kann man leicht übers Internet finden. Bei Salzigem lässt der Fettanteil schaudern: 100 Gramm geröstete und gesalzene Erdnüsse und Pistazien haben 500 Gramm Fett, 100 Gramm Kürbiskerne immerhin noch 45,6 Gramm. Naturbelassene Nüsse und Samen enthalten zwar wertvolle ungesättigte Fettsäuren, sollten aber trotzdem nur in kleinen Mengen genossen werden.

Tipps zum Kaloriensparen

Eine kleine süße Sünde im Anschluss an eine Hauptmahlzeit wirkt weniger negativ auf den Blutzuckerspiegel und ist dadurch gesünder, als ein süßer Snack zwischendurch. Wenn Sie dennoch danach greifen, dann genießen sie ihn bewusst, in Ruhe und im Bewusstsein, dass Sie sich einem kleinen, süßen Verführer hingeben. Naturjoghurt enthält, auch wenn es mit einem Löffel Marmelade oder Honig oder – noch besser – mit Obst gesüßt wird, deutlich weniger Zucker als gekauftes Fruchtjoghurt. Es ist sogar kaloriensparender, sich aus wenig Sahne, Zucker, Butter und Honig selbst Karamellbonbons herzustellen, als die Produkte aus dem Supermarkt zu verspeisen.
Auch bei Salzigem ist Selbstgemachtes kaloriensparender. Probieren Sie Wedges mit Rosmarin: Geschnittene rohe Erdäpfel werden auf ein mit Backpapier belegtes Backblech gelegt, mit Rosmarin und Meersalz bestreut und 30 bis 40 Minuten bei 200 Grad Celsius gebacken – fertig ist ein Snack, der sicher weniger Kalorien hat, als so mancher salzige Konkurrent aus dem Supermarkt.

Das Fasten ist zu Ende

Das Mittagessen geht heute auch beim Saftfasten in feste Nahrung über: Gekochte Polenta, gedünstete Zucchini und ungesüßtes Ananaskompott stehen auf dem Menüplan. Hören Sie auf Ihren Körper. Es könnte sein, dass Sie – vor allem bei langsamem Essen und gutem Kauen – satt sind, bevor Ihr Teller leer ist. Legen Sie das Besteck aus der Hand und beenden Sie Ihr Essen: Satt ist satt.

Das Mittagsmenü beim Suppenfasten besteht aus klarer Gemüsebrühe, gedünstetem Fisch oder Geflügel oder Tofu mit Gemüse und Kartoffeln. Köstlich sind die Kartoffeln, wunderbar schmecken Fisch oder Geflügel. Es sind die kleinen Dinge, die glücklich machen.

Bei der Entschlackungsdiät gibt es heute ein Menü mit klarer Gemüsebrühe, gekochter Polenta und gedünsteten Zucchini. Der einzige Unterschied zum ganz normalen Essen ist die geringere Menge – aber das fällt sicher nur geübten Beobachtern auf.

In jedem Ende liegt ein neuer Anfang

Nehmen Sie sich Zeit für ein Resümee. Wie fühlen Sie sich? Leicht auf jeden Fall, dabei genährt an Körper und Geist. Eine Ruhe liegt über allem, vielleicht auch eine leise Erinnerung an das Vertrauen des Kindes – alles ist gut.

Was am Fasten werden Sie vermissen? Die Regelmäßigkeit vielleicht: Anfangs möglicherweise als langweilig empfunden, hat sie sich letztendlich als überaus angenehmer Fixpunkt erwiesen. Vielleicht sogar das eine oder andere Gericht. Bleiben werden Ihnen Ihr gutes Körpergefühl, der weiche Bauch und die Leichtigkeit. Kauen Sie weiterhin gut! Hören Sie auf zu essen, wenn Sie satt sind! Und wenn Sie einmal über die Stränge geschlagen haben, geben Sie Ihrem Körper die Möglichkeit, wieder ins Gleichgewicht zu kommen, etwa durch einen Saft- oder Suppentag.

Betrachten Sie die folgenden Tage als „Nach-Fasten": Achten Sie auf leichte Kost (ab Seite 74 finden Sie viele Rezepte) und steigern Sie die Mengen nur langsam. Vergessen Sie eines nicht: Kauen, kauen, kauen – dann können Sie noch ein paar Kilos verlieren. Bleiben Sie motiviert, dann gelingt es Ihnen bestimmt, die positiven Erfahrungen des Fastens in den Alltag einzubauen. Ein Schritt nach dem anderen, so kann es funktionieren.

Mit dem Abendessen beenden Sie das Fasten. Grund genug, Ihre letzte Fastenspeise gründlich zu kauen und zu genießen. Beim Saftfasten gibt es pürierte Gemüse-Kartoffel-Suppe, die durchaus das Zeug dazu hat, auch weiterhin am abendlichen Speiseplan zu stehen. Dazu ein Dinkelweckerl, gerührten Kräutertopfen oder einen veganen Aufstrich. Suppenfastende genießen noch einmal die klare Gemüsebrühe und dann die gedünstete Gemüsepfanne mit Frischkäse oder Tofu und gekochten Salat. Auch die vegane Entschlackungsdiät bietet noch einmal die klare Gemüsebrühe, dazu Dinkelweckerl und veganen Aufstrich, auf Wunsch sogar noch einen Bratapfel.

Die Erfahrung, wie wenig ausreicht, um satt zu werden, gehört sicher zu den prägendsten beim ersten Fasten. Manchmal essen wir bewusst zu viel, meistens jedoch nur aus Gewohnheit. Das Wissen um die ausreichende Menge hat entscheidenden Anteil daran, wie viel Gewicht Sie in den Tagen des langsamen Aufbaus verlieren und wie lange das körperliche Wohlgefühl anhält. Wenn Sie das Bedürfnis danach haben, legen Sie einfach einen Fasten-Erinnerungstag ein und geben Sie dem Körper die Möglichkeit, seine Balance wiederzufinden.

Nach dem Fasten: der neunte und die folgenden Tage

Wie geht es weiter?

Gratulation! Sie haben das Abenteuer Fasten gewagt – und gewonnen! Wie jedes echte Abenteuer war auch diese Reise unwägbar, wild und bitter, aber wunderschön! Mit ersten unsicheren Schritten haben Sie Neuland betreten, gewiss auch Unsicherheiten und Zweifel verspürt, doch von Tag zu Tag ist Ihr Vertrauen gewachsen. Dass sich Körper und Seele erholt haben, spüren Sie deutlich, und es ist auch nicht zu übersehen. Wie können Sie jetzt weitermachen, um dieses Wohlbefinden so lang wie möglich zu erhalten, und dennoch wieder in den Alltag einsteigen?

Die Aufbautage lassen sich noch einige Zeit fortsetzen, nach und nach können sie andere Gerichte in Ihren Menüplan einbauen. Vermeiden Sie aber gerade in den ersten Wochen nach dem Fasten Speisen, die zum Schlingen einladen. Spaghetti gehören auf jeden Fall dazu.

Rezepte ab Seite 74

In unserem Rezeptteil finden Sie Anregungen für leichte, einfach und schnell zubereitete Gerichte, die gut transportiert werden können. Gemüselasagne, Karotten- oder Zucchiniquiche schmecken – kalt genossen – auch am nächsten Tag im Büro hervorragend. Probieren Sie das Erdäpfel-Petersilienwurzel-Püree, Sie werden feststellen, dass es genauso schnell gemacht ist wie ein Kartoffelpüree aus der Packung, doch unvergleichlich besser schmeckt.

Bedenken Sie auch: Die tägliche Nahrungsaufnahme ist zu wichtig, um sie nebenbei, im Gehen, Stehen oder unter Stress, zu erledigen. Langsames Essen und gutes Kauen sollten auf jeden Fall Ihre ständigen Begleiter bleiben, egal, was Sie zu sich nehmen. Wenn Sie keine Zeit haben, dann verzichten Sie lieber auf feste Nahrung, trinken Sie eine Tasse heißen Tee und löffeln Sie, wenn Sie möchten, ein wenig Honig dazu. Das wird Sie im Moment satt machen und bis zum nächsten richtigen Essen tragen. Streichen Sie alle Zwischendurch-Mahlzeiten. Feiern Sie improvisierte Partys gerne mit, doch verzichten Sie dabei auf den Kuchen. Sie wissen, wie er schmeckt.

Achten Sie stets darauf, wie es um die Qualität der Zutaten für Ihre Gerichte bestellt ist. Dass das mittlerweile zu einem schwierigen Unterfangen geworden, erfahren wir täglich beim Einkaufen. Im Dschungel aus Etiketten verirrt man sich schnell. Finden Sie einen für Sie gangbaren Weg, Ihren (Bio-)Laden, Bauernhof, Wochenmarkt … und legen Sie vor allem Wert auf zwei Kriterien: Möglichst frisch und aus der näheren Umgebung sollten die Lebensmittel auf jeden Fall sein.

Wieder fasten?

Wenn Sie Ihr Fastenabenteuer wiederholen möchten, überlegen Sie sich den Zeitpunkt gut. Das Wichtigste ist, mindestens zwei, besser vier Wochen zu finden, die das Fasten und den anschließenden Aufbau erlauben: eine Zeit ohne längere (Geschäfts-)Reisen und Feiern und mit möglichst wenigen (Pflicht-)Veranstaltungen.

Sie werden immer geübter werden und diese Zeit von Mal zu Mal schöner und erfüllender finden. Menschen, die schon lange und regelmäßig fasten, wissen: Es fühlt sich an wie nach Hause kommen.

Fastenrezepte

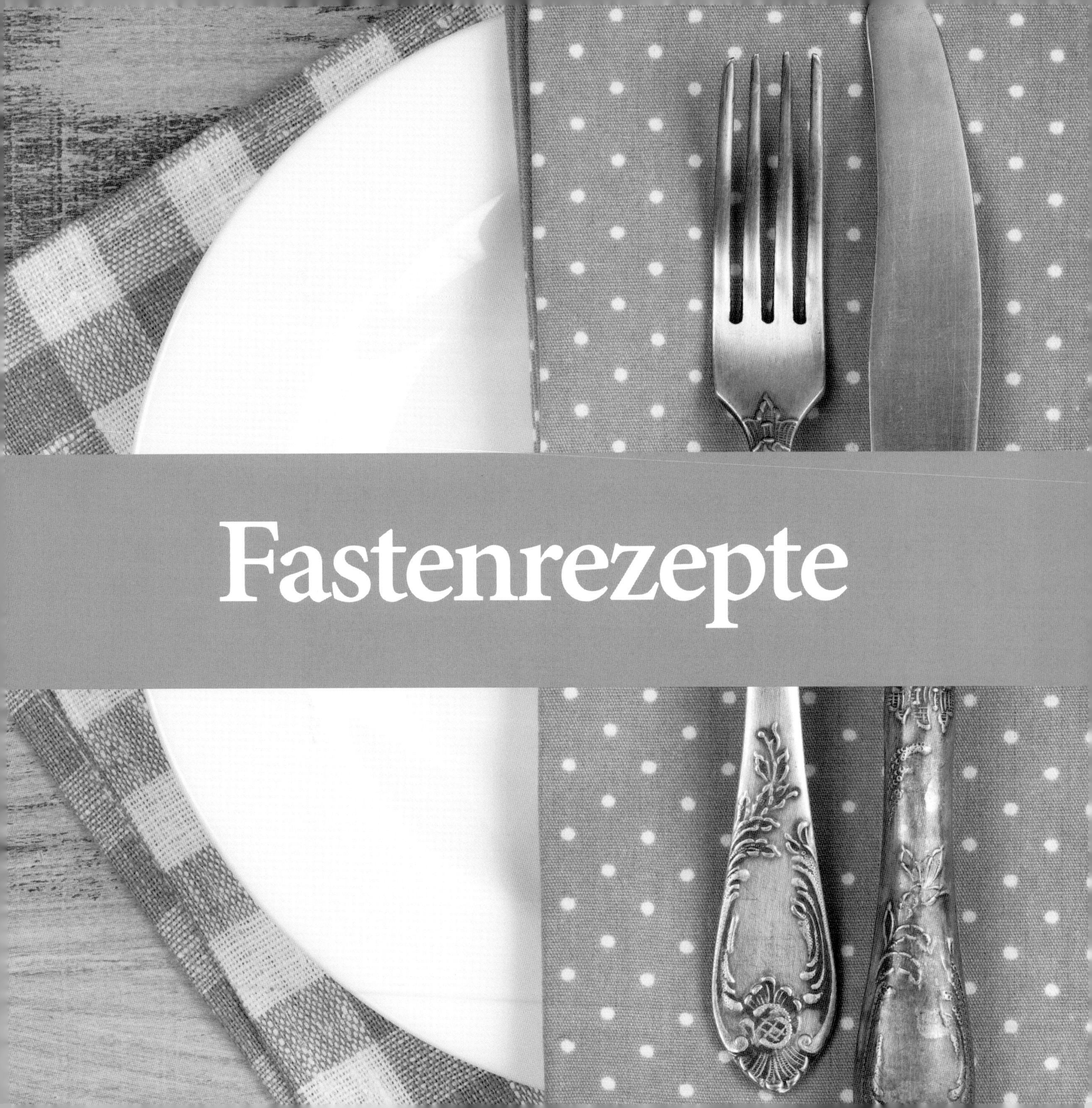

FASTENREZEPTE, Säfte

Für 1 Portion (250 ml)
80 kcal
Vegan

Obst-Gemüse-Säfte

Schneiden Sie das Obst und Gemüse in Stücke (Orange, Kiwi, Mango, Kohlrabi und Knollensellerie müssen vorher geschält werden), und entsaften Sie diese in einem geeigneten Gerät. Orangen können auch ausgepresst werden. Rote Bete ergibt sowohl roh als auch gekocht nur sehr wenig Saft. Mischen Sie beim Orangen-Rote-Bete-Saft der Einfachheit halber 125 ml fertigen Rote-Bete-Saft zum Orangensaft.
Bereiten Sie Ihre Obst-Gemüse-Säfte vor den Mahlzeiten stets frisch zu.

Apfel-Karotten-Saft
1 großer Apfel (250 g)
3 Karotten (250 g)

Orangen-Rote-Bete-Saft
3–4 Orangen
 (250 g, bei dickschaligen Sorten 300 g)
125 ml fertiger Rote-Bete-Saft

Kiwi-Tomaten-Saft
3 Kiwis (250 g)
3 mittelgroße Tomaten (250 g)

Mango-Kohlrabi-Saft
1 große Mango (250 g Fruchtfleisch)
1 großer Kohlrabi (200 g)

Apfel-Sellerie-Saft
2 mittelgroße Äpfel (300 g)
½ Knollensellerie (150 g)

Orangen-Zucchini-Saft
3–4 Orangen
 (250 g, bei dickschaligen Sorten 300 g)
2 mittelgroße Zucchini (400 g)

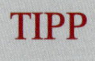

TIPP

Unsere Vorschläge für täglich wechselnde Obst-Gemüse-Säfte können Sie nach Ihren Vorlieben und nach saisonalem Angebot variieren. Auch fertige Obst- und Gemüsesäfte eignen sich hervorragend zum Saftfasten. Achten Sie allerdings darauf, Direktsäfte in Bio-Qualität zu kaufen. Produkte, die aus Konzentraten hergestellt werden, sind weniger empfehlenswert. Tomaten-, Rote-Bete-, Karotten- oder Sauerkrautsaft finden Sie in jedem Bioladen.

Während der Fasten- und Aufbautage sollen die Obst-Gemüse-Säfte aber immer nur 10 % Sauerkrautsaft enthalten.
Gut geeignet zum Saftfasten sind gemischte Gemüsesäfte in Demeter-Qualität wie zum Beispiel Voelkl Gemüsesaft, Voelkl Gemüsekomposition oder Voelkl Gemüse Balance. Mischen Sie diese Gemüsesäfte eins zu eins mit einem Obstsaft Ihrer Wahl.

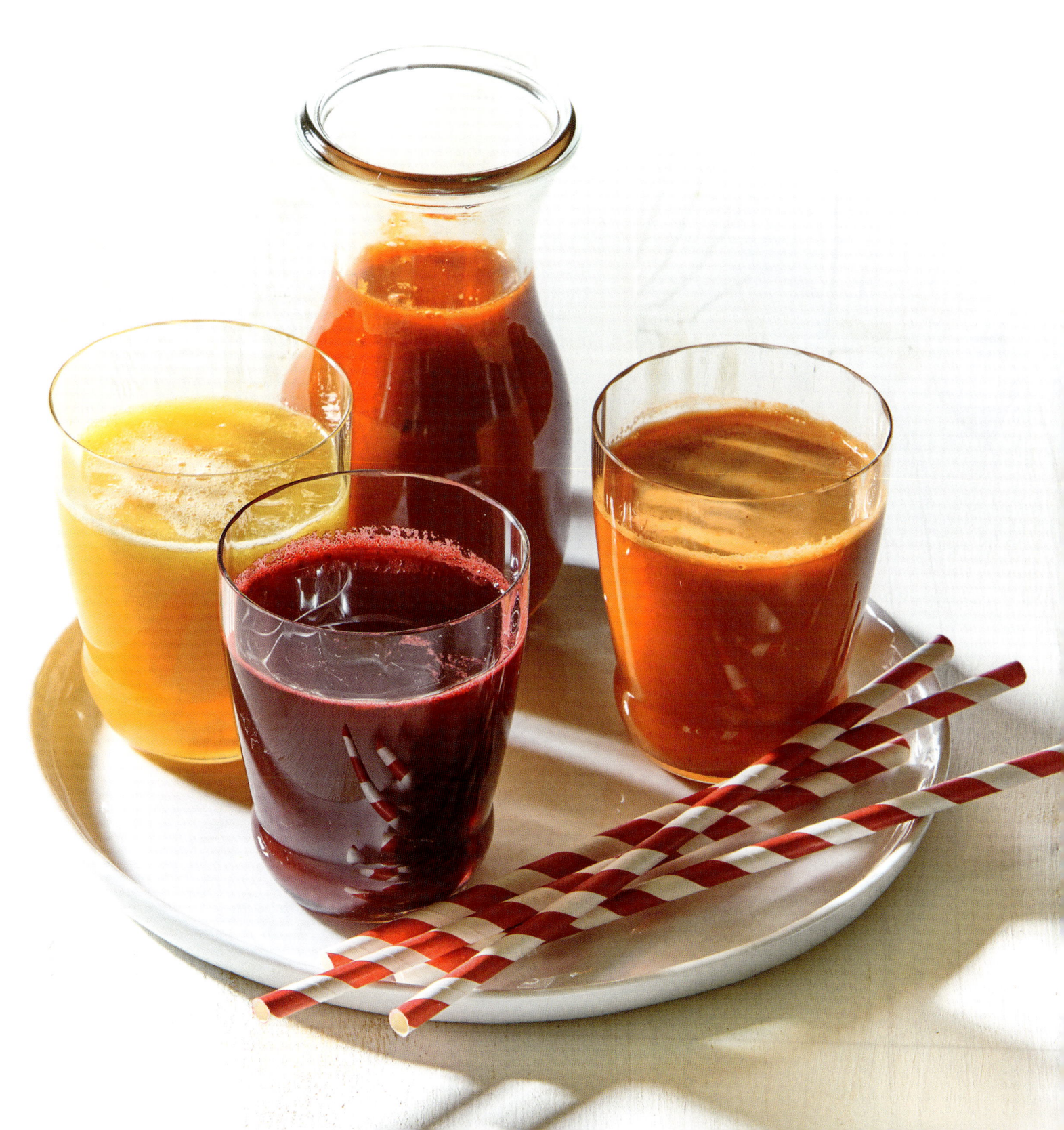

FASTENREZEPTE, Suppen

Pro Portion (200 ml) 6 kcal
Vegan

Klare Gemüsebrühe
die Basen-Fastensuppe

Zutaten:
1 kg Gemüse

Das Gemüse sauber waschen, es muss nicht geschält werden. In ca. 1 cm große Stücke schneiden, in den Kochtopf geben und mit 4 l warmem Wasser aufgießen. Zum Kochen bringen. Die Brühe im Topf ohne Deckel ca. 3 Stunden köcheln lassen. Immer wieder heißes Wasser nachfüllen. Wenn das gekochte Gemüse nach nichts mehr schmeckt, kann abgeseiht werden – es sind dann etwa 2 l Suppe fertig (je weniger Flüssigkeit am Ende der Kochzeit im Topf ist, desto intensiver ist die Gemüsebrühe).

Geben Sie dieser klaren Gemüsebrühe immer wieder eine andere Geschmacksnote: Dazu etwa 800 ml der fertigen Suppe sanft zum Köcheln bringen. ½ kg geschnittenes Gemüse einer Sorte, z. B. Sellerie, Tomaten oder Karotten, in einem Sieb in die Brühe geben, 1 Stunde bei mittlerer Hitze darin ziehen lassen. Sieb und Gemüse entfernen.

Wenn in den folgenden Rezepten Gemüsebrühe verwendet wird, ist diese salzlose Basisbrühe gemeint. Nach dem Fasten können Sie die Gemüsesuppe natürlich mit Salz und Pfeffer abschmecken.

TIPP

Als Gemüse eignen sich sehr gut Karotten, Sellerie, Blumenkohl, Lauch, Pastinaken, gelbe Rüben, Tomaten oder Petersilienwurzeln. Das Mischverhältnis der Gemüse kann variieren. Intensive Gemüse wie Sellerie, Petersilie und Pastinaken prägen den Geschmack der Gemüsebrühe deutlich. Karotten und Rüben geben einen eher süßlichen Ton. Durch die Zugabe von reifen Tomaten wird die Suppe dunkler.

Probieren Sie auch folgende Gemüse- und Kräuter-Variationen aus:
- *Spinat wird verfeinert mit Petersilie.*
- *Karotten werden ergänzt durch Dill.*
- *Champignons werden belebt durch Rosmarin.*
- *Tomate wird perfekt ergänzt durch Basilikum.*
- *Fenchel wird abgerundet durch sein eigenes Grün.*
- *Kürbis wird pfeffriger durch Bohnenkraut.*

Diese Basis eignet sich als vegane Suppe für jede Einlage und kann auch als Fonds verwendet werden. Dazu die fertige klare Gemüsebrühe erhitzen und auf die Hälfte einkochen lassen.

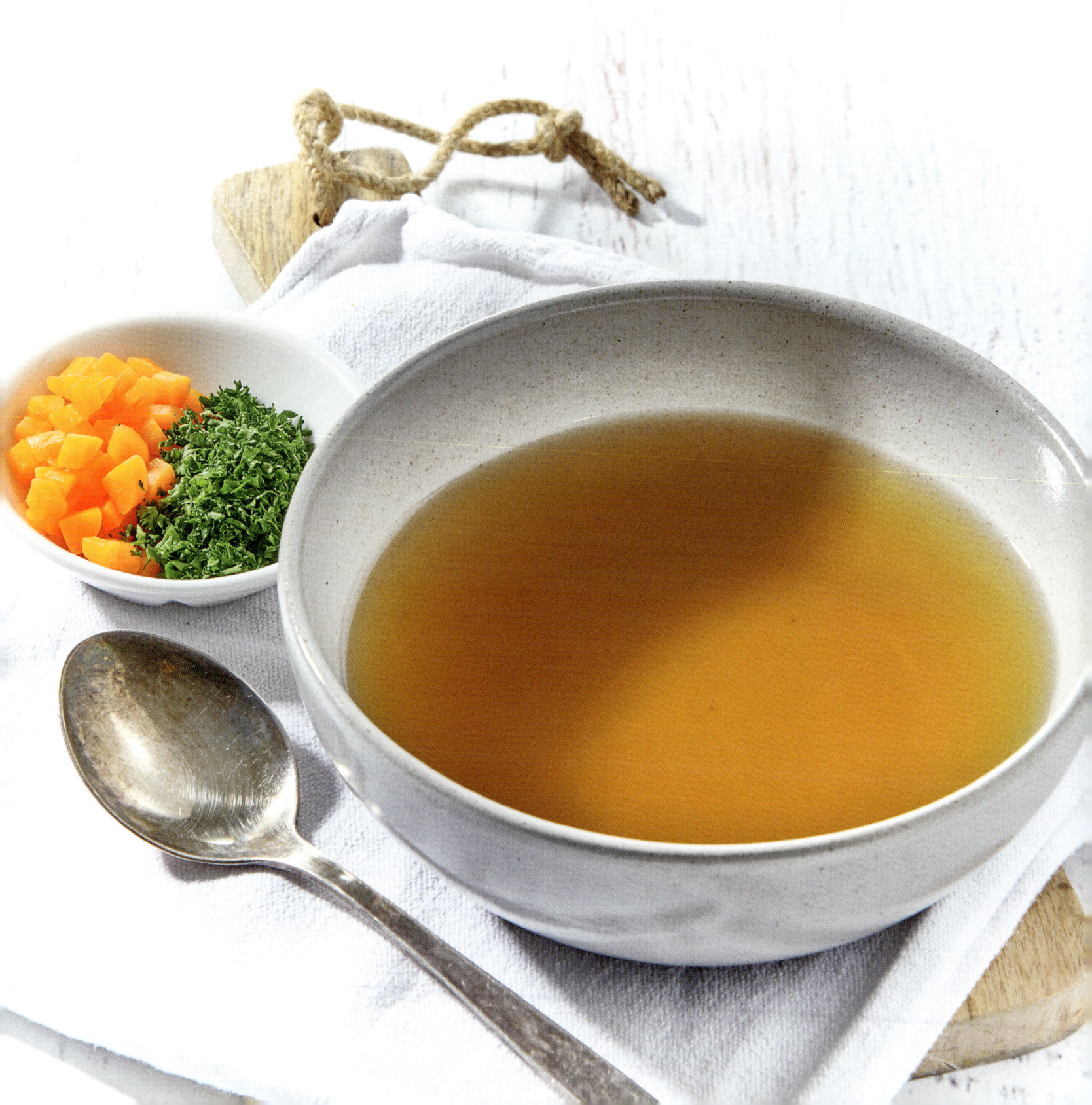

FASTENREZEPTE, Suppen

Für 1 Portion
98 kcal
Vegan

Fasten-Getreidesuppe

Zutaten:
120 g Gemüsebrühe, siehe Basisrezept Seite 52
30 g Getreide, fein geschrotet oder als Flocken

Gemüsebrühe erhitzen, fein geschrotetes Getreide oder Getreideflocken einrühren. 15 Minuten bei kleiner Hitze ziehen lassen.

TIPP

Als Fastengericht ist diese Getreidesuppe ungewürzt.
Nach dem Fasten, wenn Sie die Suppe beispielsweise als Speise für einen Entlastungstag gewählt haben, würzen Sie mit einer Prise grobem Meersalz.

Probieren Sie die Suppe mit unterschiedlichen Getreidesorten. Während Ihrer Fastenkur lernen Sie Dinkel und Hafer – in Flockenform – kennen, weiters Grünkern, Kamut, Hirse, Couscous, Vollkornreis und Polenta. Köstlich schmecken auch Gerste und Roggen. Verwenden Sie am besten biologisch angebautes und nicht raffiniertes Getreide, und machen Sie sich, wenn Sie Lust haben, auf die Suche nach alten Getreidesorten wie Einkorn oder Emmer.

FASTENREZEPTE, Suppen und Gebäck

Für 1 Portion
24 kcal
Vegan

Pürierte Gemüse-Kartoffel-Suppe

Zutaten:
200 ml Gemüsebrühe, siehe Basisrezept Seite 52
20 g Wurzelgemüse,
    geputzt und klein geschnitten
20 g Kartoffeln, geschält und geviertelt
½ Zweig Thymian

Gemüsebrühe aufkochen, Wurzelgemüse und Kartoffeln zugeben und 20 Minuten bei kleiner Hitze ziehen lassen. Suppe mit dem Stabmixer pürieren. Vor dem Servieren mit den abgezupften Thymianblättern garnieren.

Für 8 Brötchen
156 kcal pro Portion
Vegan

Dinkelbrötchen

Zutaten:
300 g Dinkelmehl, fein gemahlen
1 TL Salz
1 Pkg. Trockenhefe oder ½ Würfel frische Hefe
1 TL Zucker
2 EL neutrales Olivenöl

Backofen auf 200 °C vorheizen.
Mehl und Salz mischen. 200 ml Wasser erwärmen und mit Hefe und Zucker glatt verrühren. Mehl auf Arbeitsfläche schütten, in der Mitte eine Mulde formen. Dort beginnend das warme Hefe-Wasser und Öl einrühren. Ist der entstandene Teig zu klebrig, etwas Mehl zugeben, ist er zu trocken, sehr wenig Wasser einrühren.
Den Teig an einem warmen Ort zugedeckt 30 Minuten gehen lassen, danach noch einmal durchkneten. 8 kleine Brötchen formen, auf ein Backblech setzen und mit Wasser bestreichen. Im vorgeheizten Backofen 25 Minuten backen lassen.
Klingen die Dinkelbrötchen hohl, wenn man auf die Unterseite klopft, sind sie fertig.

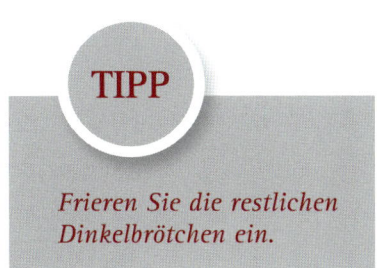

TIPP

Frieren Sie die restlichen Dinkelbrötchen ein.

FASTENREZEPTE, Süßes

Für 1 Portion
26–35 kcal
Vegan

Kompott
Grundrezept

Zutaten:
50 g Obst, geschält, in Stücke geschnitten
Gewürznelken
½ Zimtstange

Obststücke, Nelken und Zimtstange mit 100 ml Wasser aufkochen, 10 Minuten bei mittlerer Hitze köcheln und dann abkühlen lassen. Gewürze entfernen. Beim Apfelkompott z. B. noch eine Dörrpflaume, in Stücke geschnitten, untermischen.

TIPP

Variieren Sie das Kompott nach Ihren Vorlieben und saisonalem Angebot. An den Fastentagen gibt es z. B. Orangen, Birnen, Aprikosen, Pfirsiche, Kirschen, Zwetschken, Äpfel und Ananas. Steht das Kompott morgens und mittags auf dem Speiseplan, kochen Sie in der Früh die doppelte Menge, und wärmen Sie das Kompott mittags leicht auf.

Nach Fastenende können Sie das Kompott mit 1 EL Honig süßen. Um die Wirkstoffe des Honigs zu erhalten, rühren Sie diesen am besten erst in das abgekühlte Kompott ein.

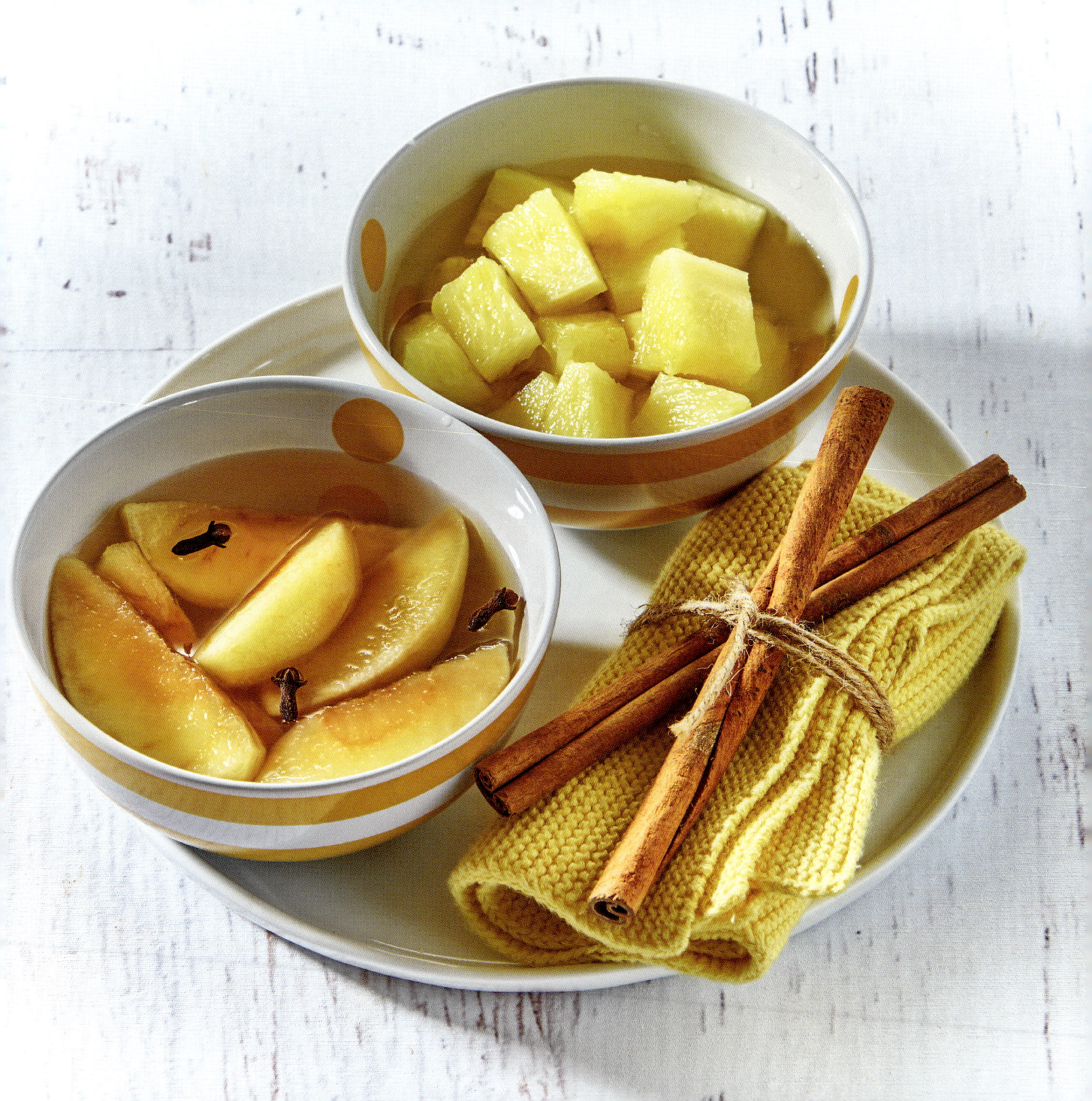

FASTENREZEPTE, Süßes

Für 1 Portion
104 kcal
Vegan

Bratapfel

Zutaten:
1 Apfel, gewaschen

Backofen auf 180 °C vorheizen.
Mit einem runden Ausstecher Stiel und Kerngehäuse des Apfels entfernen.
Apfel in eine kleine Form setzen und je nach Größe 10–12 Minuten backen.
Herausnehmen und etwas abkühlen lassen

TIPP

Bratapfel in dieser puristischen Form ist ein bekömmlicher Fastenbegleiter.

Nach dem Fasten können Sie ihn mit Nüssen füllen, z. B. mit klein gehackten Walnüssen. Der Bratapfel harmoniert auch bestens mit saisonalem Obst: Zwetschken, verfeinert mit Nüssen, Rosinen und Honig, sind eine schmackhafte Fülle. Aber auch eine Mischung aus Joghurt, Honig und Zimt ist ein guter Bratapfel-Begleiter.

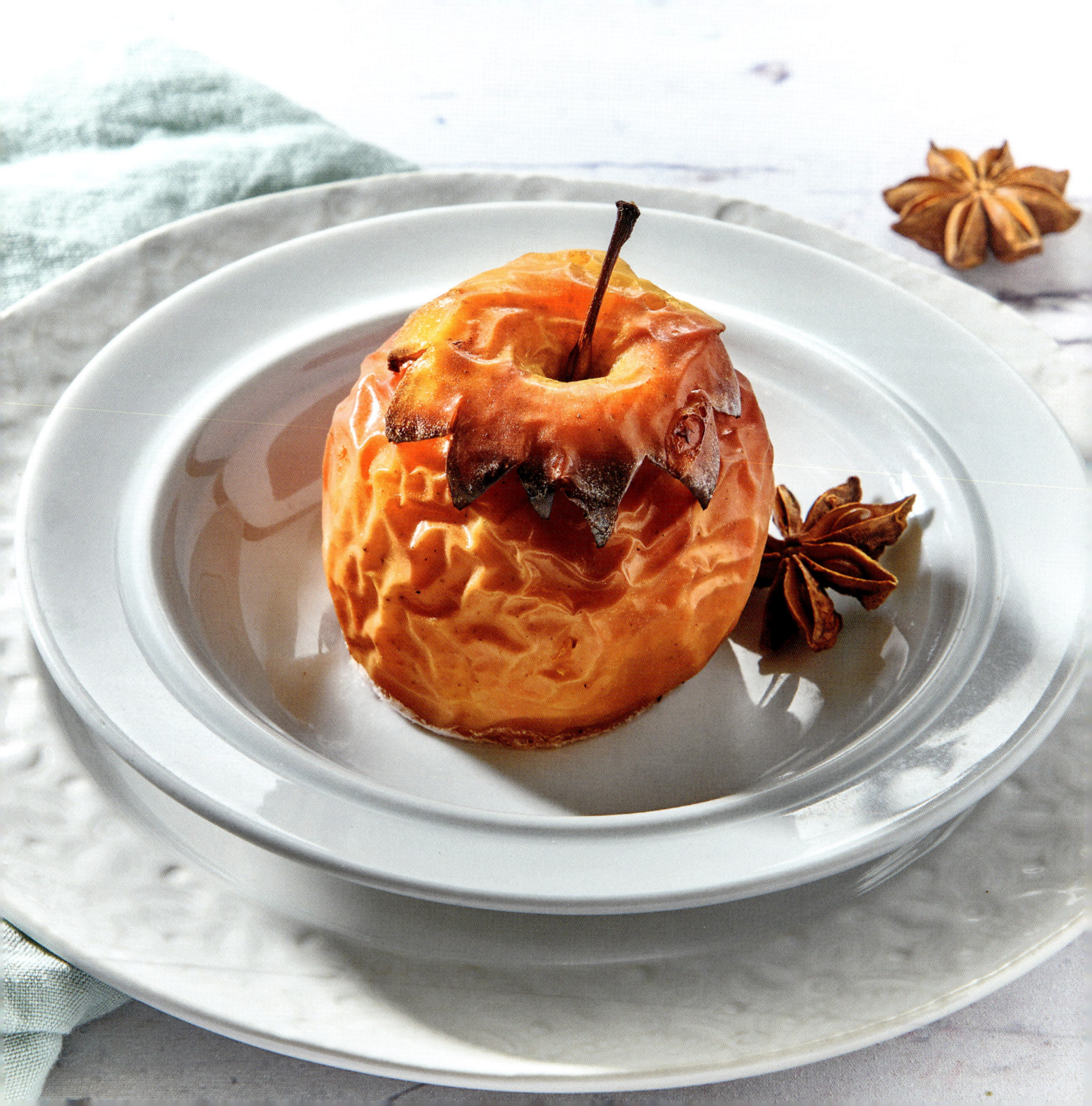

FASTENREZEPTE, Süßes

Getreidebrei

Für 1 Portion
88 kcal
Vegan

Zutaten:
25 g Getreideflocken (Couscous oder Polenta, anderes Getreide siehe Tipp)
1 Messerspitze Zimt, gemahlen, oder 1 Messerspitze Nelken, gemahlen

Getreide mit 75 ml Wasser aufkochen lassen, dabei ständig rühren. Bei niedriger Temperatur 5 Minuten ziehen lassen. Mit Zimt oder Nelken bestreut anrichten.

TIPP

Dieses Rezept gilt für bereits verarbeitetes Getreide wie Dinkel- oder Haferflocken, Couscous und Polenta. Wenn Sie Getreide wie Grünkern, Kamut, Hirse oder Vollkornreis verwenden, wird dieses fein gemahlen und über Nacht mit Wasser bedeckt angesetzt. Bereiten Sie den Brei morgens wie oben beschrieben zu, lassen Sie das Getreide jedoch 15 Minuten bei niedriger Temperatur und geschlossenem Deckel ziehen.

Auch nach dem Fasten ist Getreidebrei ein wunderbares Frühstück. Geben Sie eine Prise Salz ins Kochwasser, süßen Sie mit etwas Honig oder geben Sie fein geschnittenes Obst dazu.

Aufbaurezepte

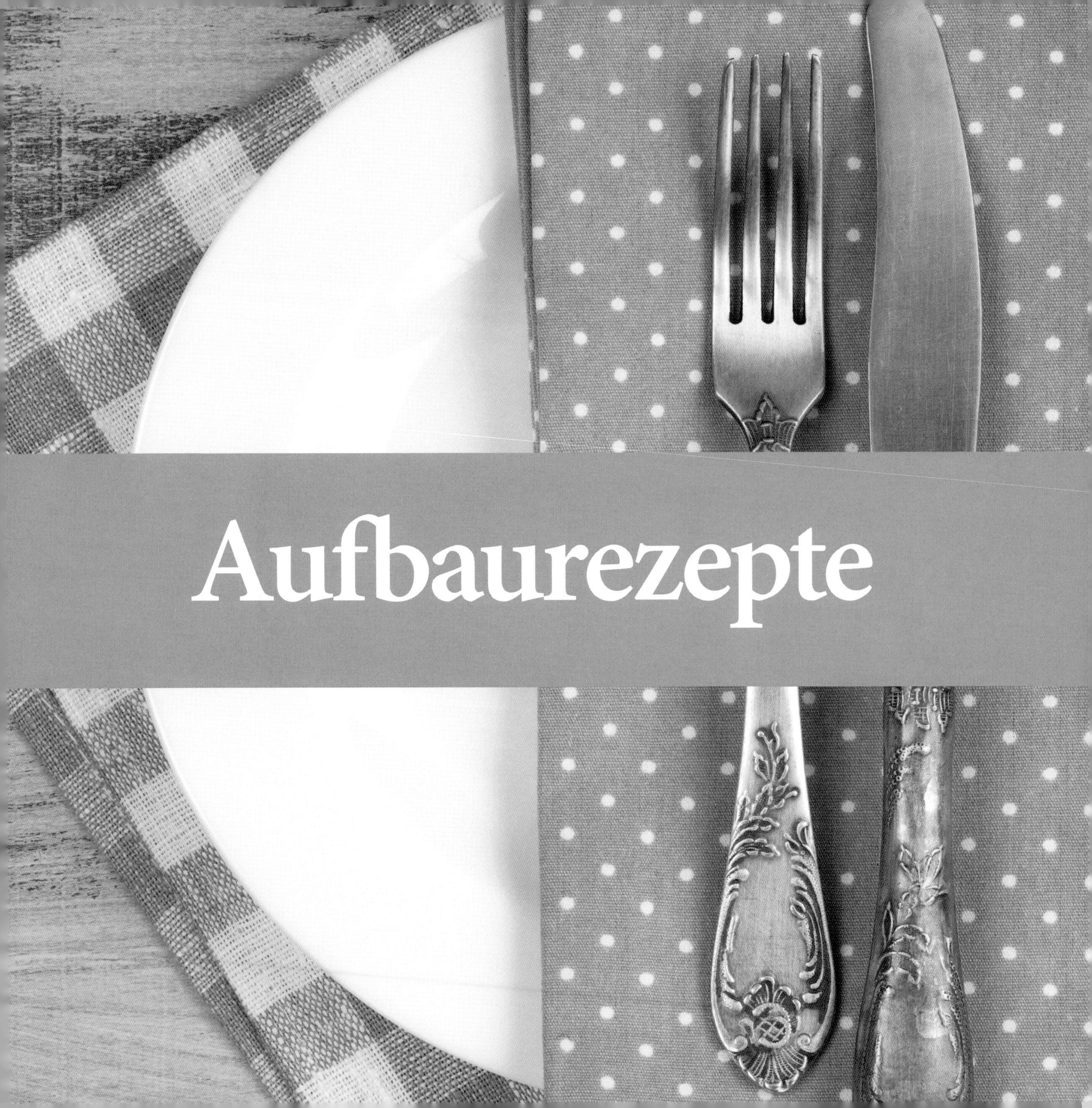

AUFBAUREZEPTE, Hauptspeisen

Für 1 Portion
110 kcal
Vegan

Gedünsteter Brokkoli
mit Kartoffeln

Zutaten:
100 g geschälte Kartoffeln, halbiert
150 g Brokkoli, in kleinen Röschen
Kümmel
Salz

Kartoffeln im Dampfgarer oder Dampfeinsatz (siehe Tipp Seite 93) dünsten. Nach 10 Minuten Brokkoli zu den Kartoffeln geben und 15 Minuten bei geschlossenem Deckel weiterdünsten. Gedünstete Kartoffeln mit etwas Kümmel und einer Prise Salz bestreuen und mit dem Brokkoli anrichten.

Für 1 Portion
Brokkoli: 34 kcal
Reis: 175 kcal
Vegan

Gedünsteter Brokkoli
mit gekochtem Reis

Zutaten:
100 g Brokkoli
50 g Reis
Salz
1 Stängel Petersilie, Blätter fein geschnitten

Brokkoli in den Dampfgarer oder Dampfeinsatz (siehe Tipp Seite 93) geben und 15 Minuten bei geschlossenem Deckel dünsten.
Reis in 100 ml kaum gesalzenem Wasser aufkochen und bei kleiner Flamme ca. 30 Minuten weiterköcheln. Immer wieder umrühren. Wenn das Wasser verkocht ist, ist der Reis fertig. Mit etwas Petersilie garnieren und gemeinsam mit dem Brokkoli anrichten.

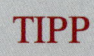

TIPP

Bei der veganen Entschlackungsdiät steht am ersten Aufbautag mittags und abends Brokkoli ohne Reis auf dem Speiseplan.

AUFBAUREZEPTE, Hauptspeisen

Für 1 Portion
28 kcal
Vegan

Gedünstete Zucchini

Zutaten:
150 g Zucchini
Salz

Zucchini in ca. ½ cm breite Scheiben schneiden und im Dampfgarer oder Dampfeinsatz (siehe Tipp Seite 93) 5 Minuten dünsten. Mit wenig Salz bestreut anrichten.

Für 1 Portion
173 kcal
Vegan

Gekochte Polenta

Zutaten:
50 g Polenta
1 Prise Muskat, frisch gerieben

Polenta mit 100 ml Wasser aufkochen lassen, dabei ständig rühren. Bei niedriger Temperatur 5 Minuten ziehen lassen. Mit Muskat bestreut anrichten.

AUFBAUREZEPTE, Hauptspeisen

Für 1 Portion
190 kcal

Gedünstete Forelle
mit Zucchini und Kartoffeln

Zutaten:
50 g Kartoffeln, geschält und halbiert
100 g Zucchini,
 in ca. ½ cm breite Scheiben geschnitten
100 ml Gemüsebrühe, siehe Basisrezept Seite 52
120 g Forellenfilet
1 Spritzer Zitronensaft
½ Stängel Dill, abgezupft
Salz

Kartoffeln im Dampfgarer oder Dampfeinsatz (siehe Tipp Seite 93) dünsten. Zucchini nach 15 Minuten zu den Kartoffeln geben und 10 Minuten bei geschlossenem Deckel weiterdünsten.
Gemüsebrühe erhitzen, sie soll nicht zum Kochen kommen. Forellenfilet in der heißen Gemüsebrühe zirka 10 Minuten ziehen lassen, zum Schluss 1 Spritzer Zitronensaft beifügen.
Forelle mit den Kartoffeln anrichten, dabei die Kartoffeln mit einer Prise Salz bestreuen. Mit Dill garnieren.

Für 1 Portion
177 kcal

Gedünstete Hühnerbrust
mit Zucchini und Kartoffeln

Zutaten:
Kartoffeln und Zucchini wie oben
100 ml Gemüsebrühe, siehe Basisrezept Seite 52
120 g Hühnerbrust, in 1-cm-Würfel geschnitten
Salz
etwas Majoran

Kartoffeln und Zucchini wie oben zubereiten.
Gemüsebrühe erhitzen. Geflügelbrust in die Brühe geben und ca. 15 Minuten dünsten. Mit 1 Prise Salz und etwas frischem Majoran zu den Zucchini und Kartoffeln servieren.

Für 1 Portion
227 kcal
Vegan

Gedünsteter Tofu
mit Zucchini und Kartoffeln

Zutaten:
Kartoffeln und Zucchini wie oben
100 ml Gemüsebrühe, siehe Basisrezept Seite 52
120 g Tofu, in 2-cm-Würfeln
Salz

Kartoffeln und Zucchini wie oben zubereiten.
Gemüsebrühe erhitzen. Tofu in die Brühe geben. Etwa 10 Minuten ziehen lassen. Mit 1 Prise Salz zu den Zucchini und Kartoffeln servieren.

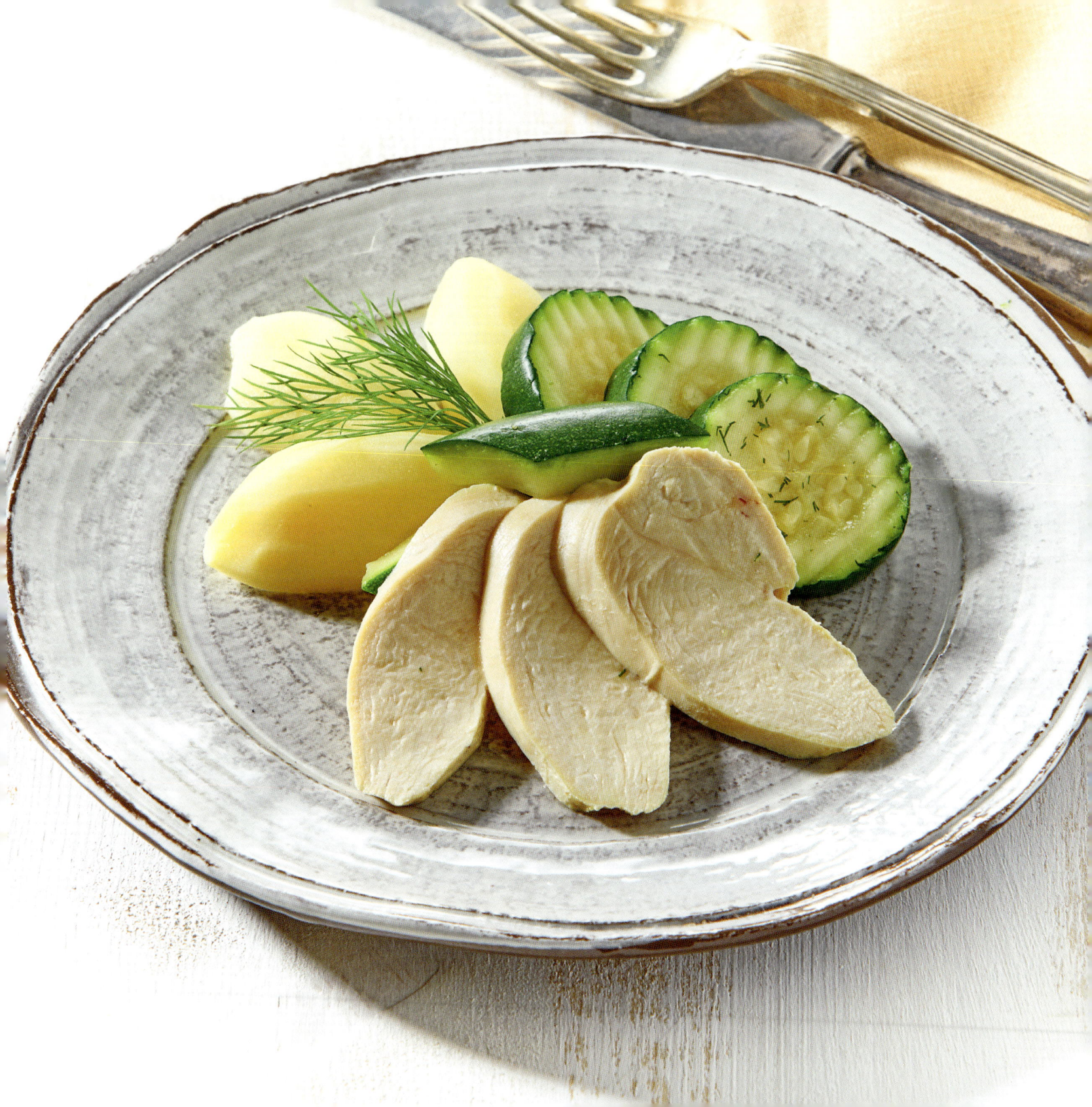

AUFBAUREZEPTE, Hauptspeisen

Für 1 Portion
250 kcal
Vegan

Gedünstete Gemüsepfanne
mit Tofu

Zutaten:
20 g Zwiebeln, fein gewürfelt
30 g Paprika, in Streifen geschnitten
75 g Karotten, geschält und in
  feine Streifen geschnitten
½ EL Olivenöl
100 g Gemüsebrühe, siehe Basisrezept Seite 52
75 g Tofu, in 1-cm-Würfel geschnitten
40 g Zucchini, in dünne Scheiben geschnitten
Salz, Pfeffer
1 Stängel Petersilie,
  Blätter abgezupft und in
  feine Streifen geschnitten

Zwiebeln, Paprika und Karotten im heißen Öl anbraten. Mit Gemüsebrühe ablöschen. 10 Minuten auf mittlerer Flamme köcheln lassen. Tofu und Zucchini dazugeben, weitere 5 Minuten bei kleiner Flamme ziehen lassen. Mit Salz und Pfeffer würzen und mit Petersilie garnieren.

Für 1 Portion
58 kcal

Kochsalat

Zutaten:
50 g Kochsalat
½ EL Butter
Salz

Kochsalat putzen und in fingerdicke Streifen schneiden. In etwa 200 ml kochendem Wasser kurz überbrühen. Kalt abschrecken. Butter schmelzen lassen, blanchierten Kochsalat zugeben und 2–3 Minuten ziehen lassen. Mit 1 Prise Salz würzen.

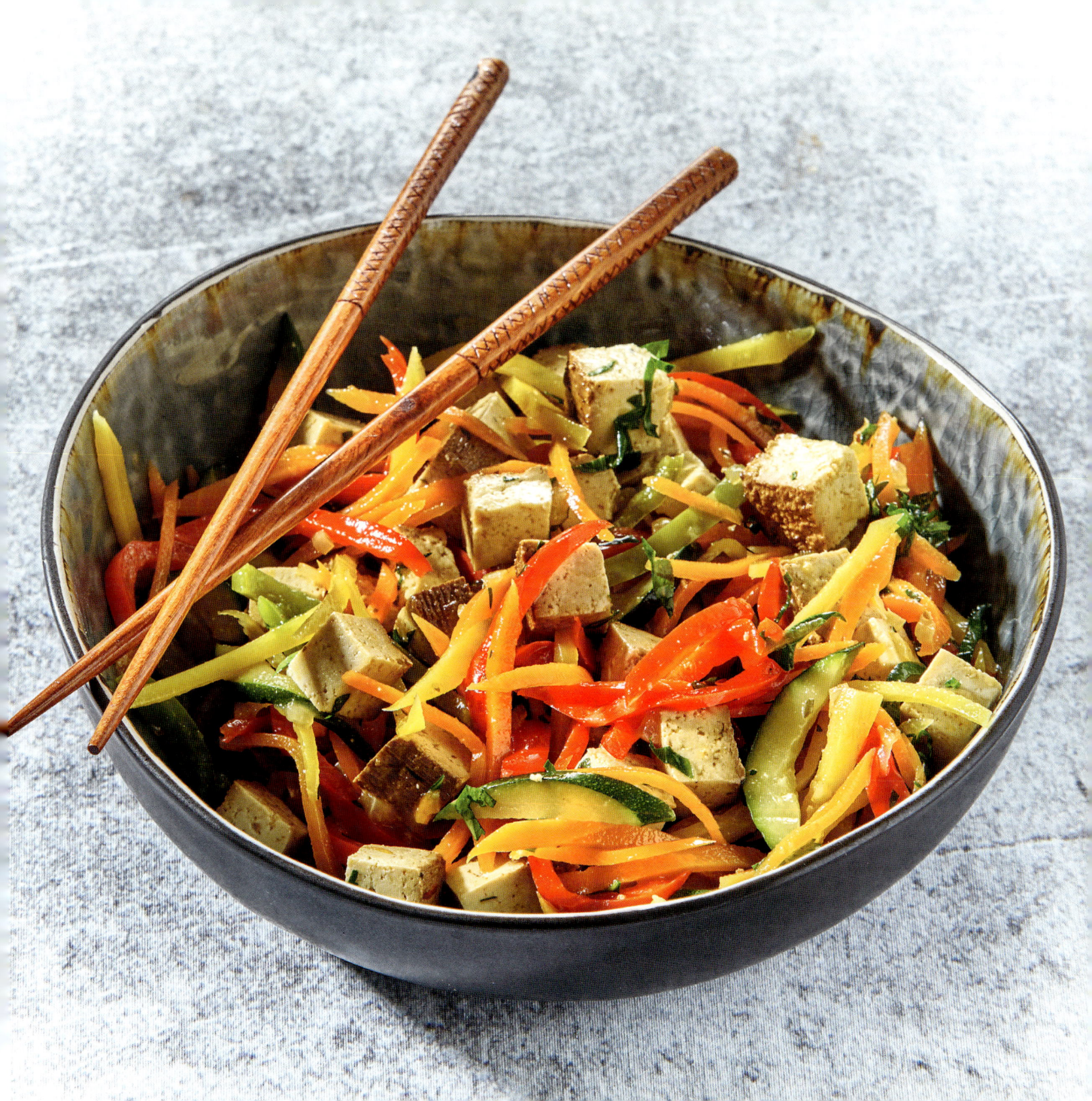

AUFBAUREZEPTE, Aufstriche

Für 4 Portionen
111 kcal pro Portion
Vegan

Tofu-Kräuter-Aufstrich

Zutaten:
200 g gekochter Tofu
120 g Sojaquark (Sojatopfen)
1 TL Olivenöl
80 g rohes Gemüse
1 Handvoll Kräuter
   (z. B. Petersilie, Kerbel),
   abgezupft und in feine Streifen geschnitten
2 g Nüsse (z. B. Walnüsse), gehackt

Tofu passieren, mit Sojaquark und Olivenöl zu einer cremigen Masse verrühren. Gemüse fein reiben und mit Kräutern und Nüssen in die Tofumasse rühren.

Für 4 Portionen
109 kcal pro Portion
Vegan

Tofu-Spinat-Aufstrich

Zutaten:
80 g Spinat
Salz
200 g gekochter Tofu
120 g Sojaquark (Sojatopfen)
1 TL Olivenöl
4 g Nüsse (z. B. Cashew-Nüsse), gehackt

Frischen Spinat 5 Minuten in Salzwasser dünsten und passieren. Tofu passieren, mit Sojaquark und Olivenöl zu einer cremigen Masse verrühren. Spinat und gehackte Nüsse unterrühren.

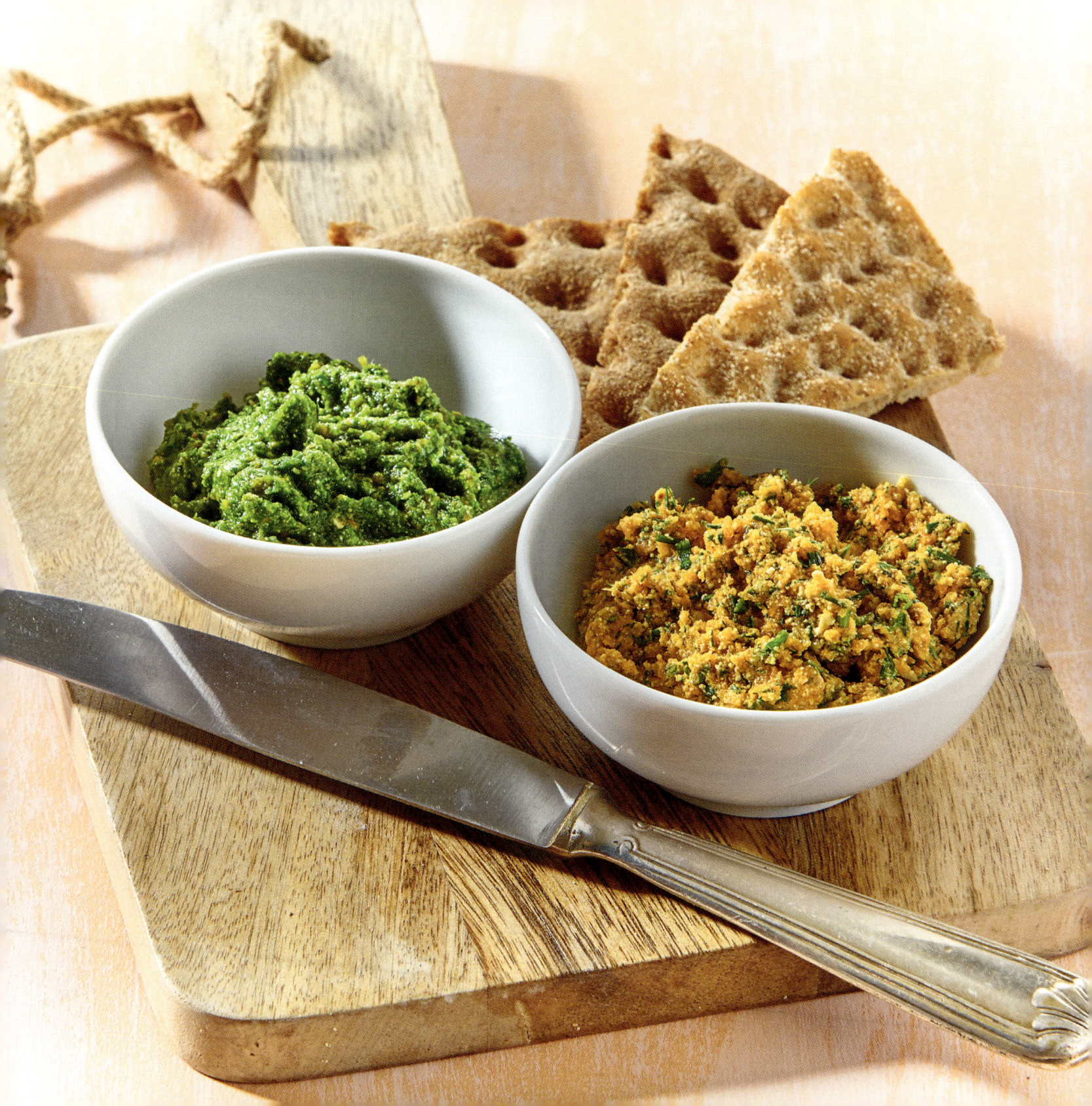

AUFBAUREZEPTE, Aufstriche

Für 4 Portionen
97 kcal pro Portion
Vegan

Grünkern-Karotten-Aufstrich

Zutaten:
65 g Hirse
50 g Karotten, fein geraspelt
50 g Sellerie, fein geraspelt
30 g Zwiebeln in feine Würfel geschnitten
60 g Brokkoli, in feine Würfel geschnitten
30 g Paprika, in feine Würfel geschnitten
30 g Tomaten, in feine Würfel geschnitten
60 g veganer Ei-Ersatz
40 g Sojajoghurt
5 g Paniermehl (Semmelbrösel)
3 g Petersilie, gehackt

Hirse abends mit warmem Wasser bedecken und über Nacht stehen lassen. Am nächsten Tag mit 130 ml frischem Wasser aufkochen. Bei kleiner Hitze 15 Minuten ziehen und dann auskühlen lassen.
Gemüse 5 Minuten im Dampfgarer oder Dampfeinsatz (siehe Seite 93) dünsten und dann abkühlen lassen.
Veganen Ei-Ersatz mit Sojajoghurt verrühren. Hirse und Gemüse, Paniermehl und Petersilie einrühren.

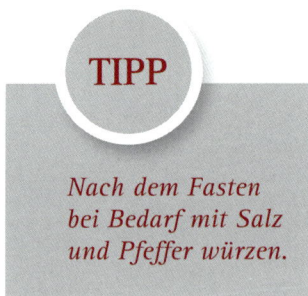

TIPP

Nach dem Fasten bei Bedarf mit Salz und Pfeffer würzen.

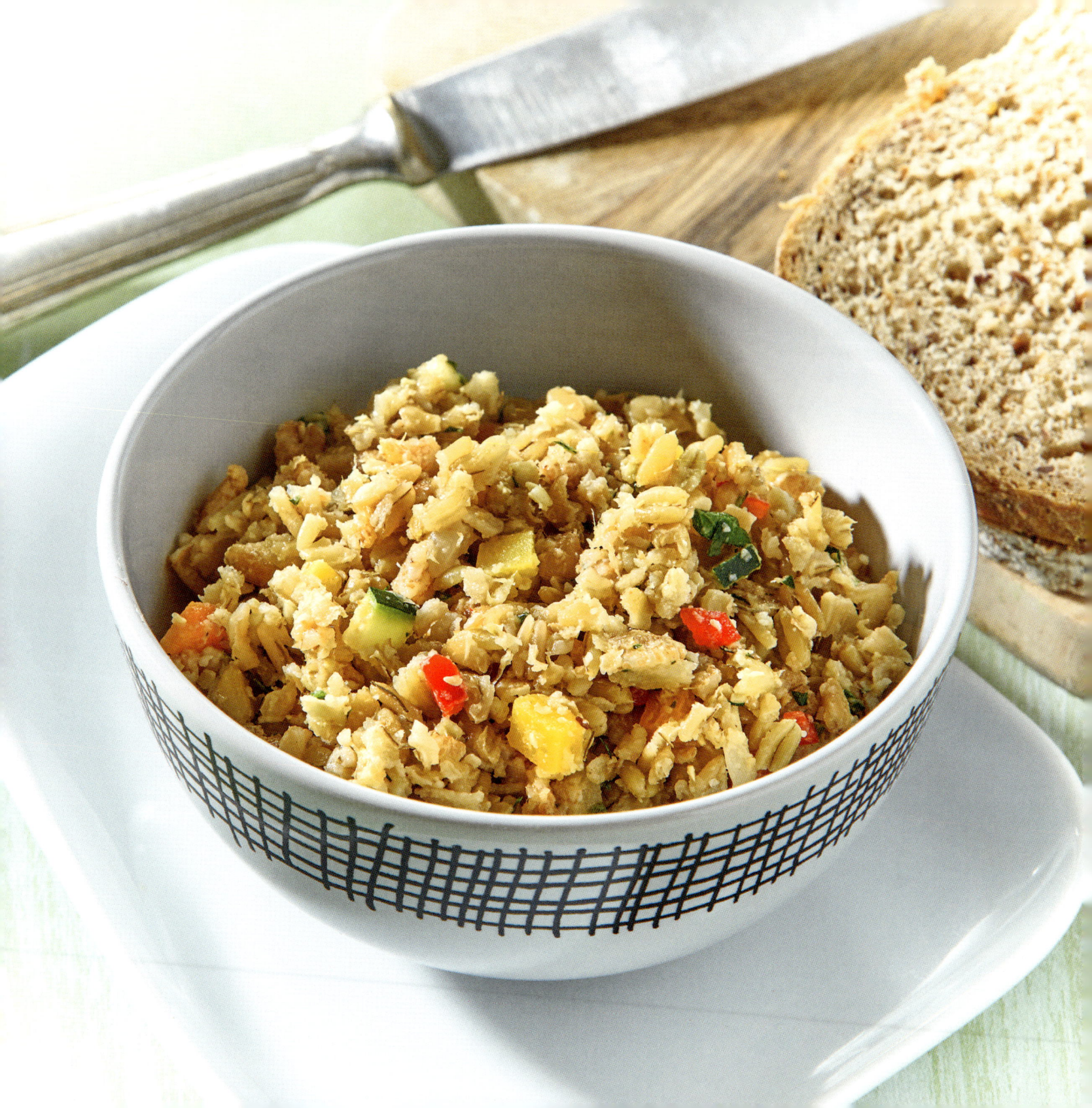

AUFBAUREZEPTE, Aufstriche

Für 4 Portionen
64 kcal pro Portion

Gerührter Kräuterquark

Zutaten:
350 g Magerquark (Magertopfen)
50 g Joghurt mit 1,5 % Fett
10 g Kräuter
   (z. B. Petersilie, Dill, Majoran, Thymian),
   abgezupft und in feine Streifen geschnitten
Salz, Pfeffer

Magerquark und Joghurt gut verrühren. Kräuter beigeben und mit wenig Salz und Pfeffer würzen.

Tipp:

Viele Rezepte können durch Ersetzen weniger Zutaten als vegane Gerichte zubereitet werden. Verwenden Sie zum Beispiel vegane Margarine statt Butter oder geräucherten Tofu statt Speck.

Auch dieses Rezept lässt sich in ein veganes umwandeln – mit Sojajoghurt und selbst gemachtem Sojaquark, der ganz leicht hergestellt werden kann: Bereiten Sie eine Schüssel mit einem Sieb vor, legen Sie ein Leinentuch in das Sieb, und schütten Sie Sojajoghurt in das Tuch. Lassen Sie die Schüssel am besten über Nacht im Kühlschrank stehen, zumindest aber für einige Stunden, sodass das Wasser aus dem Joghurt abtropfen kann. Pressen Sie dann die noch enthaltene Flüssigkeit sanft durch das Leinentuch aus – schon haben Sie ganz frischen Sojaquark, der sich ein paar Tage im Kühlschrank aufbewahren lässt.

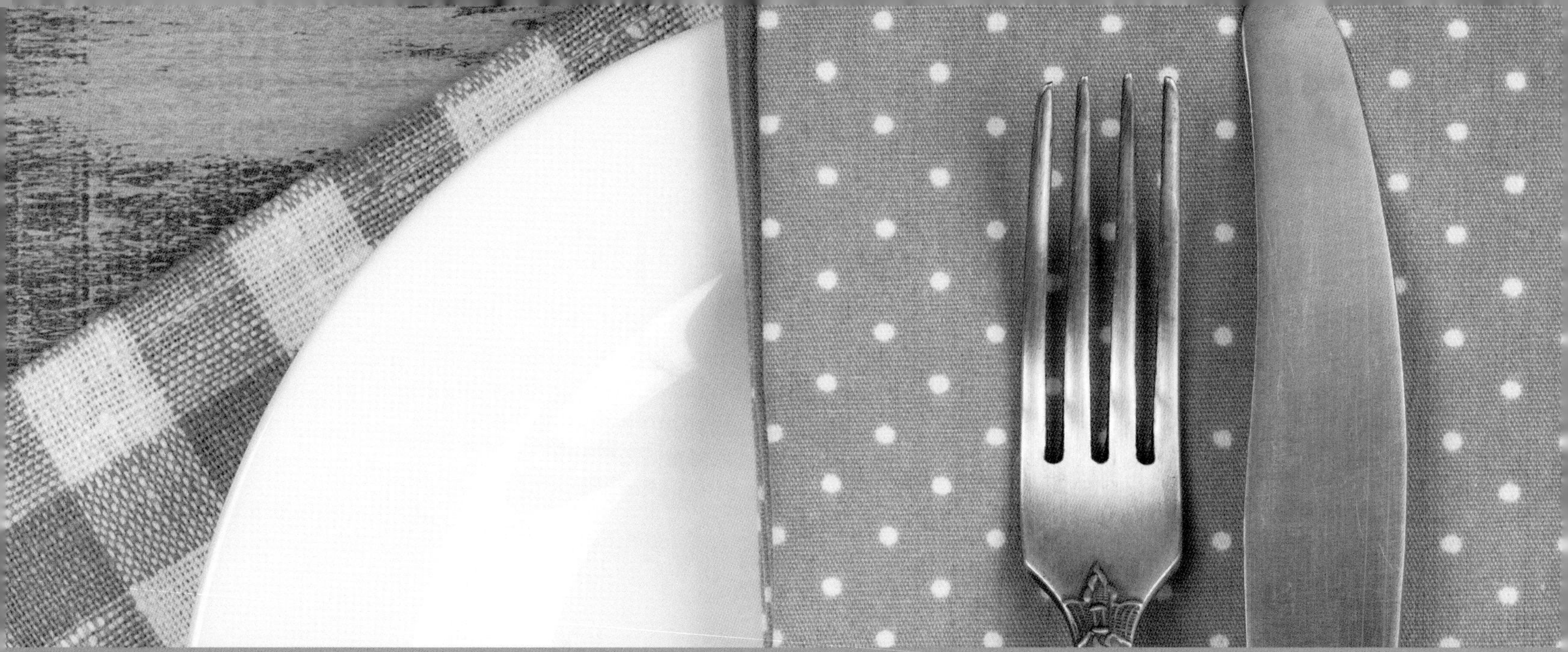

Leichte Rezepte

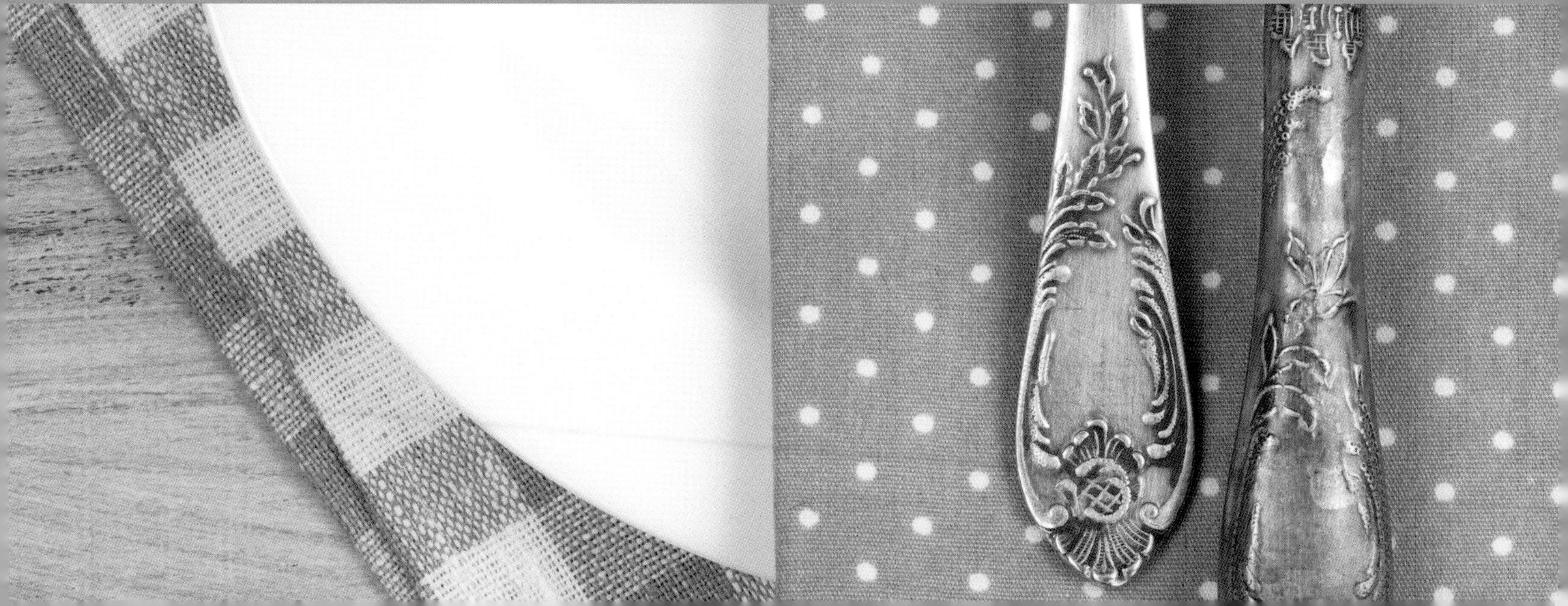

LEICHTE REZEPTE, Suppen

Für 4 Portionen
76 kcal pro Portion
Vegan

Petersilienschaumsuppe

Zutaten:
1 EL Olivenöl
28 g Zwiebeln, fein gehackt
300 g Petersilie, Blätter von den Stielen gezupft
800 ml Gemüsebrühe, siehe Basisrezept Seite 52
100 g rohe Kartoffeln, geschält und fein gerieben
Salz, Pfeffer

Öl in einem Topf erhitzen, Zwiebeln darin goldgelb anrösten. Petersilienblätter untermischen (4 Blätter zum Garnieren beiseitelegen). Mit der Gemüsebrühe aufgießen, geriebene Kartoffeln dazugeben.
Die Suppe bei mittlerer Hitze 10 Minuten köcheln lassen. Mit dem Stabmixer pürieren. Salzen und pfeffern.
Um den Schaum zu verfestigen, die Suppe vor dem Servieren noch einmal pürieren. Mit Petersilie garnieren.

Für 4 Portionen
88 kcal pro Portion

Tomatensuppe

Zutaten:
1 EL Olivenöl
28 g Zwiebeln, fein gehackt
400 g Tomaten, von den Stielansätzen befreit, in kleine Stücke geschnitten
800 ml Gemüsebrühe, siehe Basisrezept Seite 52
60 g saure Sahne (Sauerrahm)
Salz, Pfeffer
½ Bund Basilikum, in grobe Stücke gerissen

Öl in einem Topf erhitzen und Zwiebeln darin goldgelb anrösten. Tomatenstücke dazugeben und kurz anrösten. Mit der Gemüsebrühe aufgießen.
Bei mittlerer Hitze 15 Minuten köcheln lassen. Mit dem Stabmixer pürieren, dann die Hälfte der sauren Sahne unterheben. Salzen und pfeffern.
Die Suppe vor dem Servieren noch einmal mit dem Stabmixer pürieren. Jede Portion mit einem Tupfer saurer Sahne und Basilikum garnieren.

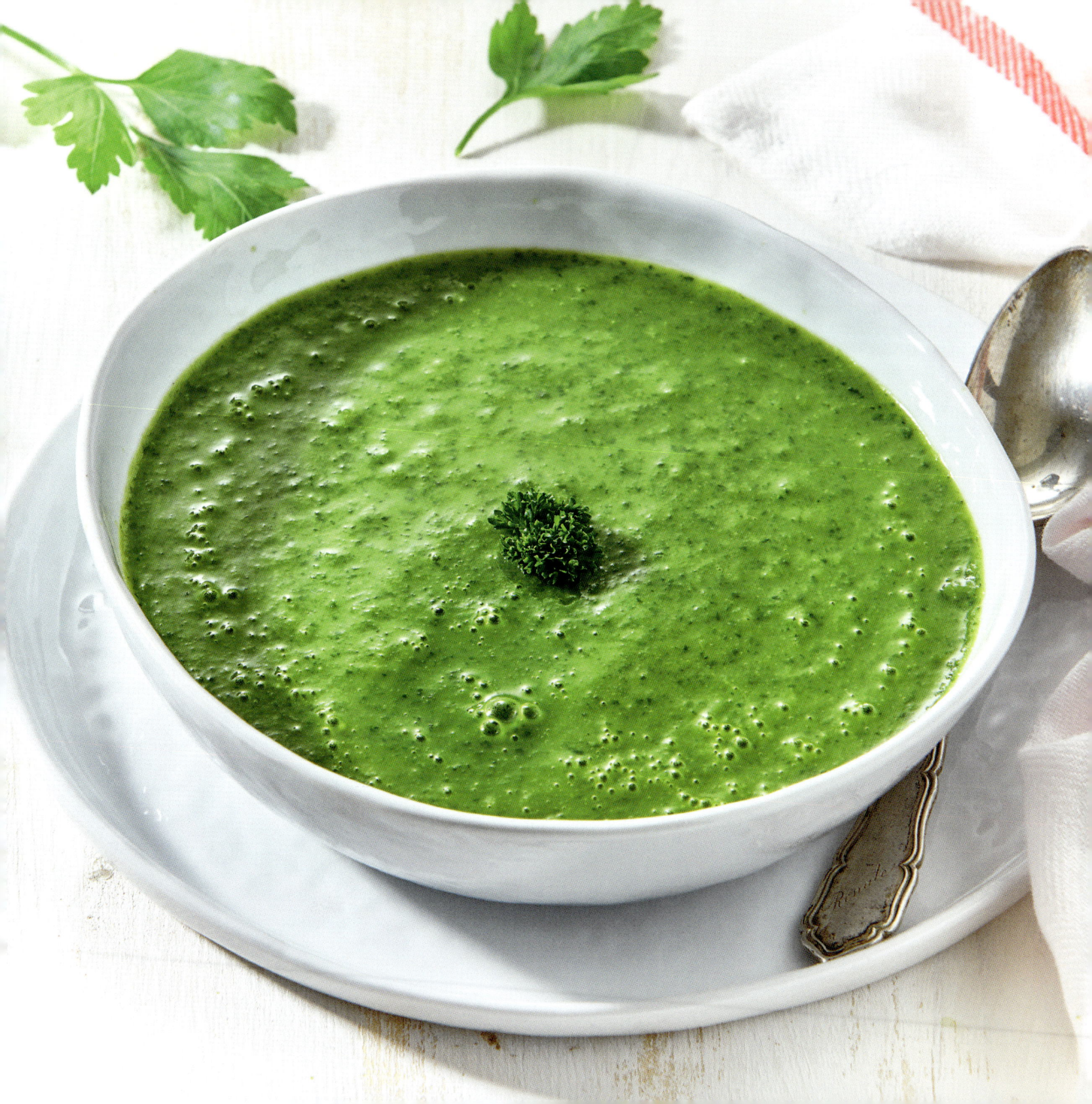

LEICHTE REZEPTE, Suppen

Für 4 Portionen
116 kcal pro Portion

Klostersuppe

Zutaten:
2 EL Olivenöl
28 g Zwiebeln, fein gehackt
1 Knoblauchzehe, fein gehackt
800 ml Gemüsebrühe, siehe Basisrezept Seite 52
1 Lorbeerblatt
120 g Karotten, gerieben
140 g Sellerie, gerieben
100 g rohe Kartoffeln,
    geschält und fein gerieben
½ Bund Liebstöckel, fein gehackt
Salz, Pfeffer
100 g saure Sahne (Sauerrahm)
etwas Schnittlauch oder Petersilie,
    fein geschnitten

Öl in einem Topf erhitzen, Zwiebeln und Knoblauch goldgelb anrösten. Mit der Gemüsebrühe aufgießen. Lorbeerblatt, Karotten, Sellerie, Kartoffeln und den gartenfrischen Liebstöckel beigeben. Salzen und pfeffern. Die Suppe bei wenig Hitze ca. 30 Minuten ziehen lassen, nicht kochen. Saure Sahne mit einem Schneebesen einrühren und die Suppe weitere 5 Minuten ziehen lassen. Lorbeerblatt entfernen. Die Suppe je nach Geschmack mit frischer Petersilie oder Schnittlauch servieren.

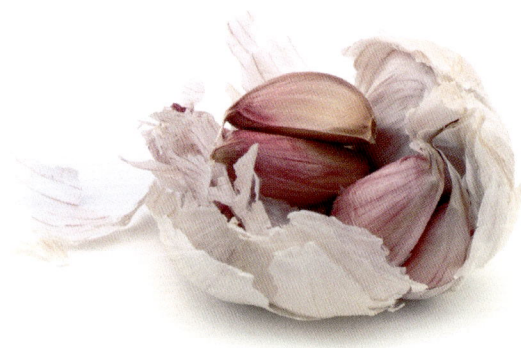

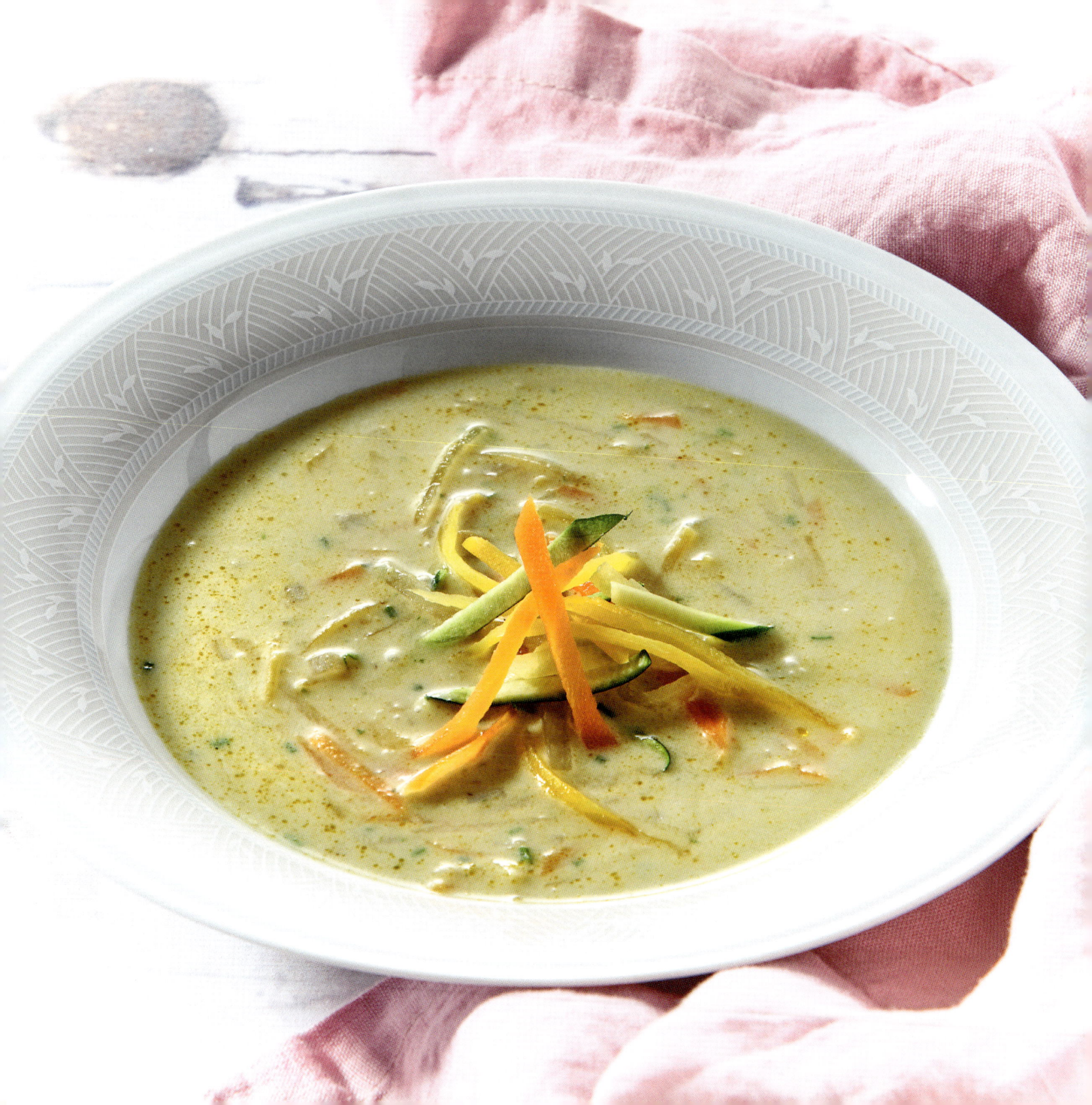

LEICHTE REZEPTE, Suppen

Für 4 Portionen
157 kcal pro Portion

Maronischaumsuppe

Zutaten:
160 g Esskastanien (Maroni),
　　gekocht und geschält
2 EL Olivenöl
28 g Zwiebeln, fein gehackt
800 ml Gemüsebrühe, siehe Basisrezept Seite 52
100 g rohe Kartoffeln,
　　geschält und in große Stücke geschnitten
1 Lorbeerblatt
10 g Butter
Salz, Pfeffer
etwas frische Petersilie, fein geschnitten

120 g Esskastanien grob hacken, 40 g fein. Öl in einem Topf erhitzen, Zwiebeln und grob gehackte Esskastanien anrösten. Mit Gemüsebrühe aufgießen. Kartoffeln und Lorbeerblatt dazugeben. Bei mittlerer Hitze 20 Minuten köcheln lassen.

Fein gehackte Esskastanien in Butter erwärmen und kurz durchziehen lassen, beiseitestellen.

Lorbeerblatt aus der Suppe entfernen. Suppe mit dem Stabmixer pürieren. Salzen und pfeffern. Vor dem Servieren mit fein gehackten Esskastanien und Petersilie garnieren.

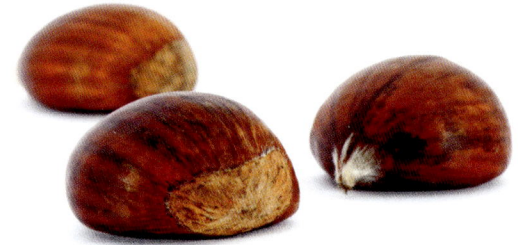

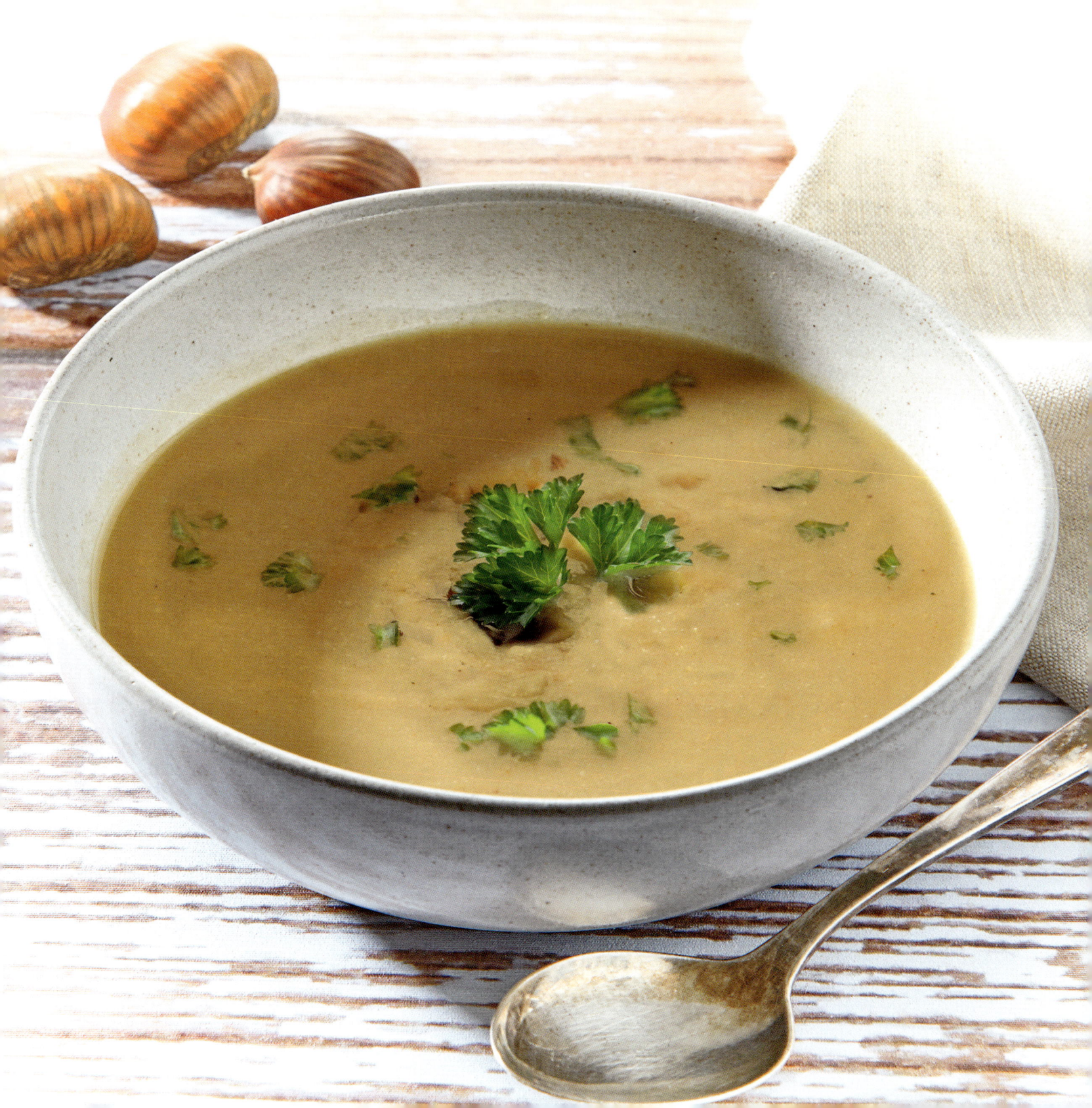

LEICHTE REZEPTE, Suppen

Für 4 Portionen
96 kcal pro Portion

Krautsuppe

Zutaten:
2 EL Olivenöl
28 g Zwiebeln, fein gehackt
40 g Speck, in feine Streifen geschnitten
300 g Weißkohl (Weißkraut),
  in feine Streifen geschnitten
Salz, Pfeffer
1 TL Kümmel
1 EL edelsüßes Paprikapulver
800 ml Gemüsebrühe, siehe Basisrezept Seite 52

Öl in einem Topf erhitzen, Zwiebeln darin goldgelb anrösten. Speck und Weißkohl dazugeben und kurz mitrösten. Salzen und pfeffern. Kümmel und Paprikapulver einrühren. Mit Gemüsebrühe aufgießen und 30 Minuten köcheln lassen.

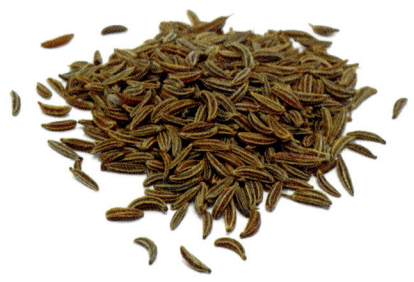

Für 4 Portionen
80 kcal pro Portion

Kürbiscremesuppe

Zutaten:
1 EL Olivenöl
28 g Zwiebeln, fein gehackt
300 g Muskatkürbis, geschält
  und in 2 cm große Würfel geschnittenen
800 ml Gemüsebrühe, siehe Basisrezept Seite 52
30 g saure Sahne (Sauerrahm)
Salz, Pfeffer
geriebene Muskatnuss

Öl erhitzen, Zwiebeln goldgelb anrösten. Kürbisstücke dazugeben, kurz anrösten und mit der Gemüsebrühe aufgießen. Bei mittlerer Hitze 15 Minuten köcheln lassen. Mit dem Stabmixer pürieren.
Saure Sahne unterheben. Salzen, pfeffern.
Die Suppe vor dem Servieren noch einmal mit dem Stabmixer pürieren.

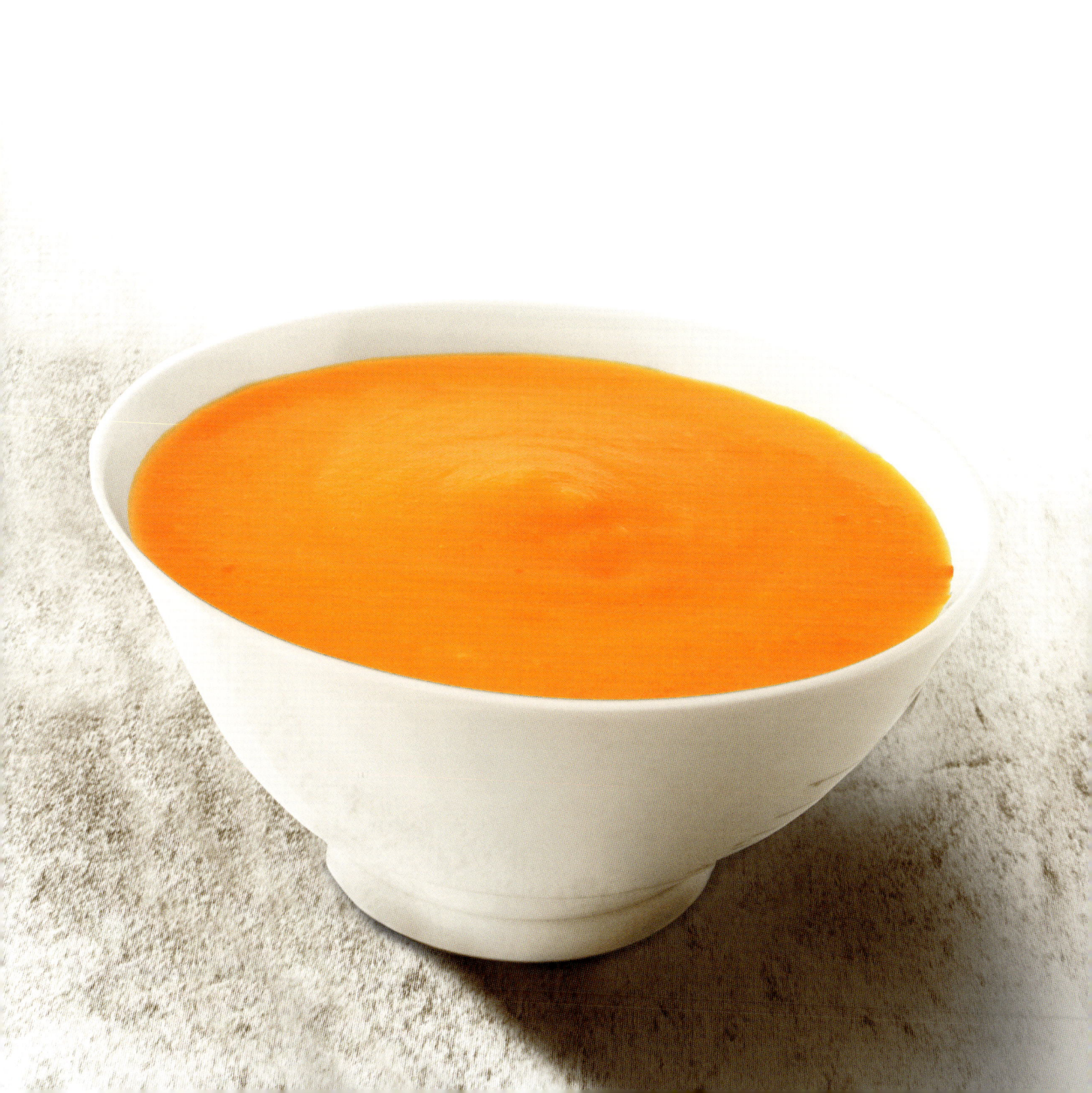

LEICHTE REZEPTE, Vorspeisen

Für 4 Portionen Salat
90 bis 126 kcal pro Portion

Marinaden für Blattsalate
Grundrezept

Zutaten: 4 EL Öl, 3 EL Essig, Salz, Pfeffer   Öl und Essig mit Salz und Pfeffer gut vermischen oder im Shaker schütteln.

Zum zarten und milden Kopfsalat:

Marinade laut Grundrezept aus Olivenöl und Apfelessig mischen.

Zutaten:
1 EL Apfeldicksaft
1 Spritzer Zitronensaft
1 Spritzer Schlagsahne
 (Schlagobers)
½ Bund Schnittlauch
4–5 Radieschen oder 2 Tomaten oder 2 hartgekochte Eier für die Garnitur

Apfeldicksaft, Zitronensaft und Schlagsahne gut verrühren. Schnittlauch in feine Röllchen schneiden. Mit der Grund-Marinade gut vermischen und über den Salat gießen. Je nach Jahreszeit mit geschnittenen Radieschen, Tomaten oder hart gekochten und fein gewürfelten Eiern garnieren.

Zum süßlichen und zarten Feldsalat:

Marinade laut Grundrezept aus Sesamöl und weißem Balsamico-Essig mischen.

Zutaten:
40 g rote Zwiebeln
1 Handvoll Kerbel
1 EL Senf
1 EL Honig

Zwiebeln in feine Würfel schneiden. Kerbel von den Stielen zupfen. Mit Senf, Honig und der Grund-Marinade gut vermischen und über den Salat gießen.

Zum leicht bitteren Endiviensalat:

Marinade laut Grundrezept aus Walnussöl und Apfelessig mischen.

Zutaten:
2 gekochte Kartoffeln
2 EL warme Gemüsebrühe, siehe Basisrezept Seite 52
2–3 Zweige Estragon

Endiviensalat in 1 cm breite Streifen schneiden und ½ Stunde in kaltes Wasser einlegen. Die gekochten Kartoffeln in kleine Würfel schneiden, mit der warmen Brühe und der Grund-Marinade mischen. Estragon von den Stielen streifen, fein schneiden und dazugeben. Über die abgetropften Endivienstreifen gießen. Vor dem Servieren 15 Minuten ziehen lassen.

Zum kräftigen, leicht bitteren Lollo Rosso:

Marinade laut Grundrezept aus Kürbiskernöl und Himbeeressig mischen.

Zutaten:
1 EL Gemüsebrühe
1 EL Senf
1 EL Honig
4 Zweige Petersilie

Gemüsebrühe, Senf und Honig mit dem Schneebesen gut verrühren. Petersilie fein schneiden. Alles mit der Grund-Marinade vermischen.

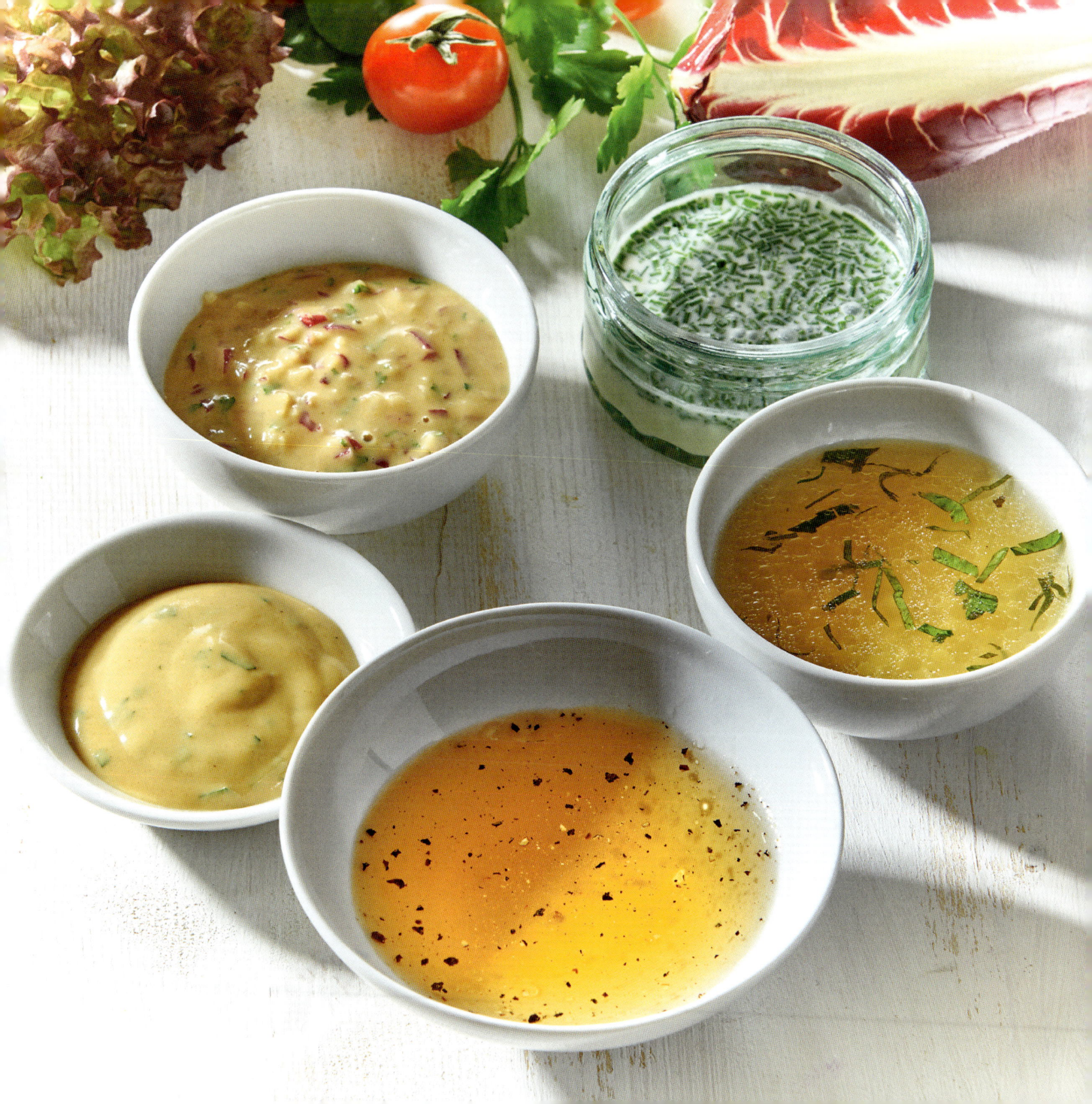

LEICHTE REZEPTE, Vorspeisen

Für 4 Portionen
222 kcal pro Portion
Vegan

Gemüsesalat

Zutaten:
250 g Käferbohnen
220 g frisches, rohes Gemüse
(Karotten, Fenchel, Paprika), fein gehobelt
250 g gekochtes Gemüse
(Erbsen, Stangensellerie),
Sellerie in feine Ringe geschnitten
je ½ Bund Petersilie, Schnittlauch und Dill,
fein geschnitten (einige Stiele vom
Schnittlauch für die Garnitur beiseitelegen)
3 EL weißer Balsamico-Essig
2 EL Rapsöl
Salz, Pfeffer

Die Käferbohnen am Vortag in der doppelten Menge Wasser einweichen. Bohnen in frischem Wasser aufkochen und etwa 60 Minuten garen, bis sie bissfest sind. Wasser abgießen.
Gemüse mit Kräutern und Käferbohnen vermischen.
Aus Essig, Öl, Salz und Pfeffer eine Marinade rühren und über den Gemüsesalat verteilen. Mindestens ½ Stunde ziehen lassen. Vor dem Servieren lange Schnittlauchstiele zum Garnieren quer über den Gemüsesalat legen.

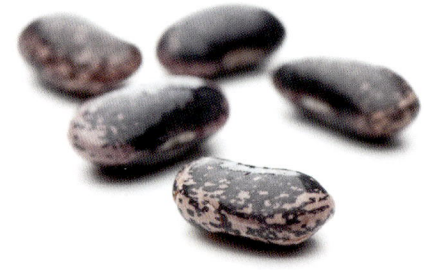

LEICHTE REZEPTE, Vorspeisen

Für 4 Portionen
245 kcal pro Portion
Vegan

Linsensalat

Zutaten:
240 g Belugalinsen
480 g Gemüsebrühe, siehe Basisrezept Seite 52
40 g Zwiebeln,
 halbiert und in feine Streifen geschnitten
40 g rote Paprika, in kleine Würfel geschnitten
40 g Stangensellerie, in feine Streifen geschnitten
40 g Tomaten, in kleine Stücke geschnitten
½ Bund Petersilie, Blätter von den Stielen gezupft
 und fein geschnitten
2 EL Olivenöl
80 ml Balsamico-Essig
Salz, Pfeffer

Belugalinsen in der ungesalzenen Gemüsebrühe oder in Wasser aufkochen. 35 Minuten bei mittlerer Hitze köcheln lassen, die Flüssigkeit sollte sich dabei größtenteils verkochen. Erst wenn die Linsen weich sind, salzen und pfeffern. Linsen etwas abkühlen lassen, mit Zwiebeln, Gemüse und Petersilie vermengen. Aus Öl, Essig, Salz und Pfeffer eine Marinade herstellen und unter die Linsen-Gemüse-Mischung rühren. Vor dem Servieren mindestens 1 Stunde ziehen lassen.

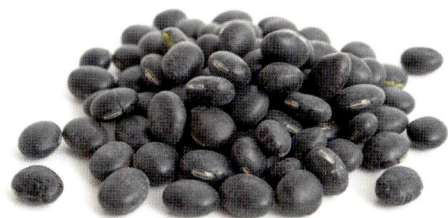

LEICHTE REZEPTE, Vorspeisen

Für 4 Portionen
198 kcal pro Portion
Vegan

Fenchel-Orangen-Salat

Zutaten:
2 Fenchelknollen mit viel Grün
2 mittelgroße Orangen
3 EL Apfelessig
4 EL Olivenöl
Salz
weißer Pfeffer

Fenchel putzen, dabei das Grün herausschneiden und beiseitelegen. Fenchelknollen halbieren, an beiden Hälften den Stunk v-förmig herausschneiden. Knollen in feine Streifen schneiden.
Orangen filetieren: Mit einem scharfen Messer oberes und unteres Ende und die Schale rundherum mit der weißen Haut abschneiden. Das Fruchtfleisch zwischen den Häutchen herauslösen und mit dem geschnittenen Fenchel mischen. Auf einer Salatplatte anrichten.
Die Hälfte des Fenchelgrüns klein schneiden. Aus den ausgelösten Orangen den restlichen Saft pressen. Mit Essig, Öl, Salz, frisch gemahlenem weißem Pfeffer und dem zerkleinerten Fenchelgrün verrühren. Marinade über die Fenchelstreifen und Orangenfilets gießen. Mit dem übrigen Fenchelgrün garnieren.

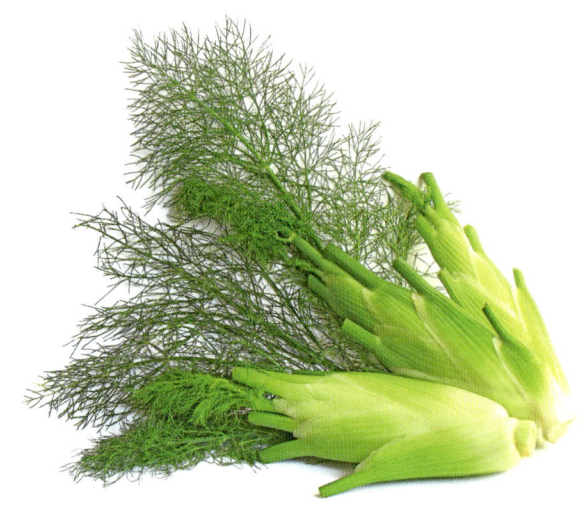

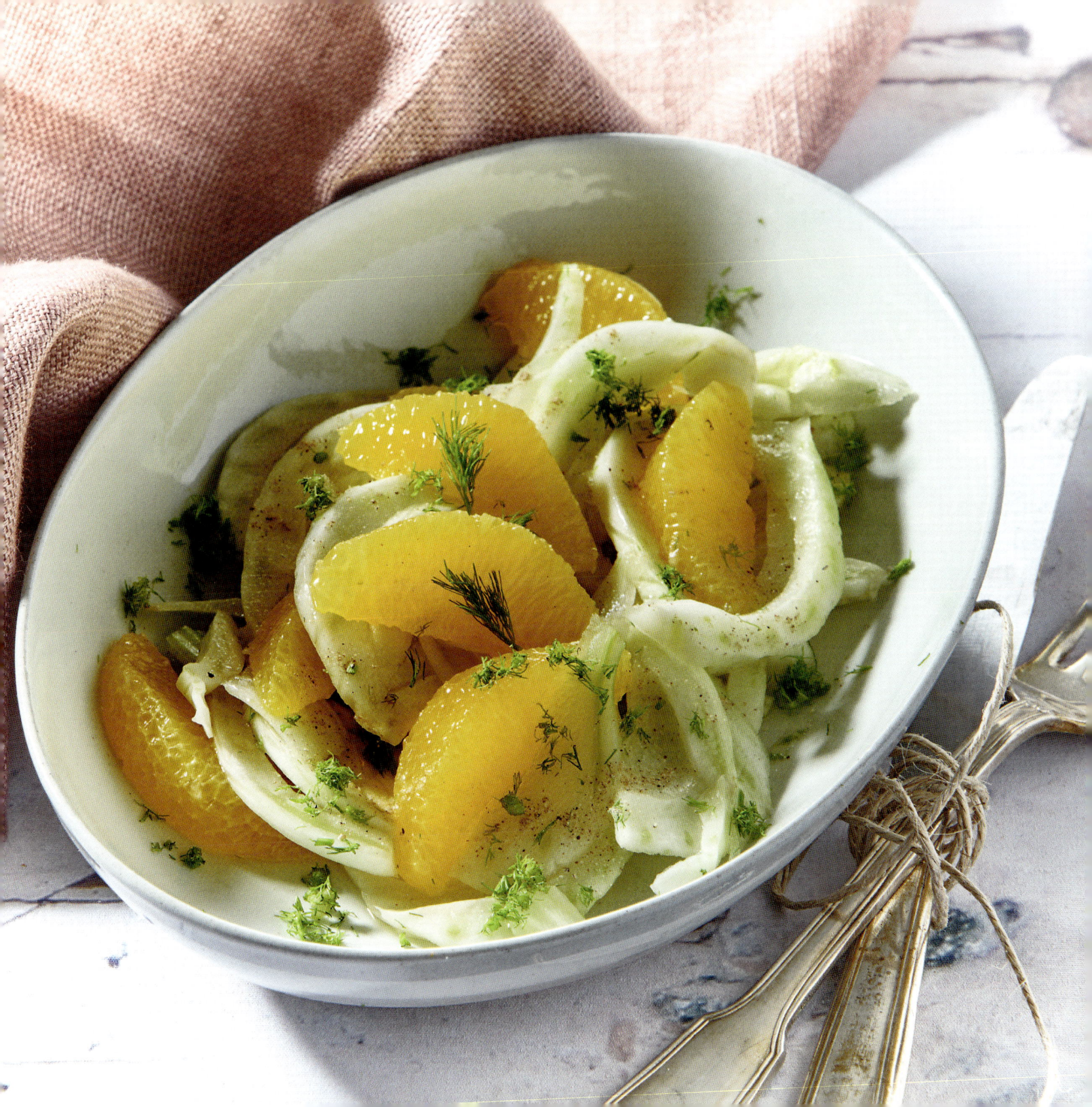

LEICHTE REZEPTE, Vorspeisen

Für 4 Portionen
243 kcal pro Portion
Vegan

Kamut-Getreidesalat
mit Roter Bete

Zutaten:
240 g Kamut
Salz
40 g Zwiebeln, fein gewürfelt
80 g Karotten, geraspelt
1 EL Olivenöl
Pfeffer
150 ml Gemüsebrühe, siehe Basisrezept Seite 52
280 g Rote Bete, gekocht und in ½ cm dicke Scheiben geschnitten
3 EL Balsamico-Essig
Saft von ½ Zitrone
10 Zweige Thymian, gerebelt

Kamut mit ½ l Wasser und wenig Salz aufkochen und 30 Minuten bei mittlerer Hitze köcheln lassen. Das Wasser verkocht dabei größtenteils. Zwiebeln und Karotten in Öl anbraten, salzen, pfeffern, mit Gemüsebrühe ablöschen und bei mittlerer Hitze 10 Minuten köcheln lassen. Die Flüssigkeit soll fast ganz verkocht sein, dazu bei Bedarf am Ende die Hitze erhöhen. Zwiebeln und Karotten mit Kamut und Roter Bete vermischen.
Aus Essig, Zitronensaft, Salz und Pfeffer eine Marinade anrühren. Marinade unter die Gemüse-Getreide-Mischung heben. Salat mindestens ½ Stunde ziehen lassen.
In Schälchen anrichten und mit Thymian bestreut servieren.

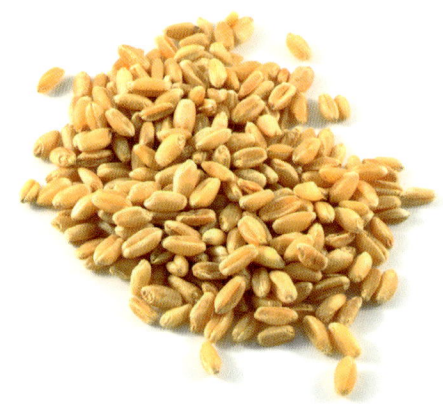

LEICHTE REZEPTE, Vorspeisen

Für 4 Portionen
350 kcal pro Portion

Gebratener Kürbis
an Petersilienschaum mit Couscous

Zutaten:
640 g Kürbis
2 EL Rapsöl
400 g Couscous
Salz, Pfeffer
1 Bund Petersilie, Blätter von den Stielen gezupft
1 EL Gemüsebrühe, siehe Basisrezept Seite 52
80 g saure Sahne (Sauerrahm)

Oberes und unteres Ende des Kürbis etwa 1 cm breit abschneiden. Schale entfernen. Kürbis halbieren und in ca. ½ cm dicke Scheiben schneiden. Kürbisscheiben in 1 EL erhitztem Öl anbraten. Nach 5 Minuten etwas Wasser dazugießen, Kürbis bei geschlossenem Deckel und mittlerer Hitze 15 Minuten garen. Wasser abgießen.
800 ml Wasser aufkochen. Couscous einstreuen, leicht salzen und pfeffern. Auf der ausgeschalteten Herdplatte 5 Minuten ziehen lassen. Wasser abgießen.
Petersilie in 1 EL Öl anbraten. Gemüsebrühe und saure Sahne dazugeben, salzen und pfeffern. Mit dem Stabmixer fein mixen.
Mit einer Suppenkelle Couscous in Form bringen, jeweils am Tellerrand als Halbkugel platzieren. Kürbisspalten fächerförmig auslegen, mit dem Petersilienschaum garnieren.

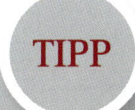

TIPP

Beim Hokkaido-Kürbis wird die Schale beim Kochen weich und muss nicht entfernt werden.

LEICHTE REZEPTE, Vorspeisen

Für 4 Portionen
58 kcal pro Portion

Gefüllte Tomaten

Zutaten:
4 große, reife Tomaten, bevorzugt Ochsenherz
60 g Zwiebeln, fein gehackt
1 Knoblauchzehe, fein gehackt
10 schwarze Oliven, ohne Kern, grob gehackt
2 EL Olivenöl
1 EL Kapern, fein gehackt
4 Sardellenfilets, fein geschnitten
2 EL Paniermehl (Semmelbrösel)
Salz, Pfeffer
Fett für die Form
½ Bund Petersilie, fein geschnitten

Backofen auf 170 °C vorheizen.
Von den Tomaten am unteren Ende jeweils eine etwa 2 cm dicke Scheibe abschneiden. Das Innere der Tomaten mit einem kleinen Löffel herauskratzen und in einer Schüssel auffangen. Tomaten innen leicht salzen.
Zwiebeln, Knoblauch und Oliven im Öl bei mittlerer Temperatur 5–6 Minuten anbraten. Vom Herd nehmen, mit Kapern, Sardellenfilets und Paniermehl vermischen. Tomatenfruchtfleisch grob hacken und untermischen. Mit Salz und Pfeffer abschmecken.
Ausgehöhlte Tomaten in eine gefettete Auflaufform geben, mit der Kräutermischung füllen. Füllung leicht andrücken. Tomaten 35–40 Minuten backen.

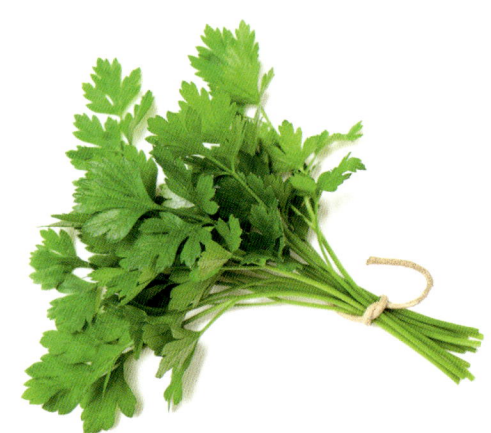

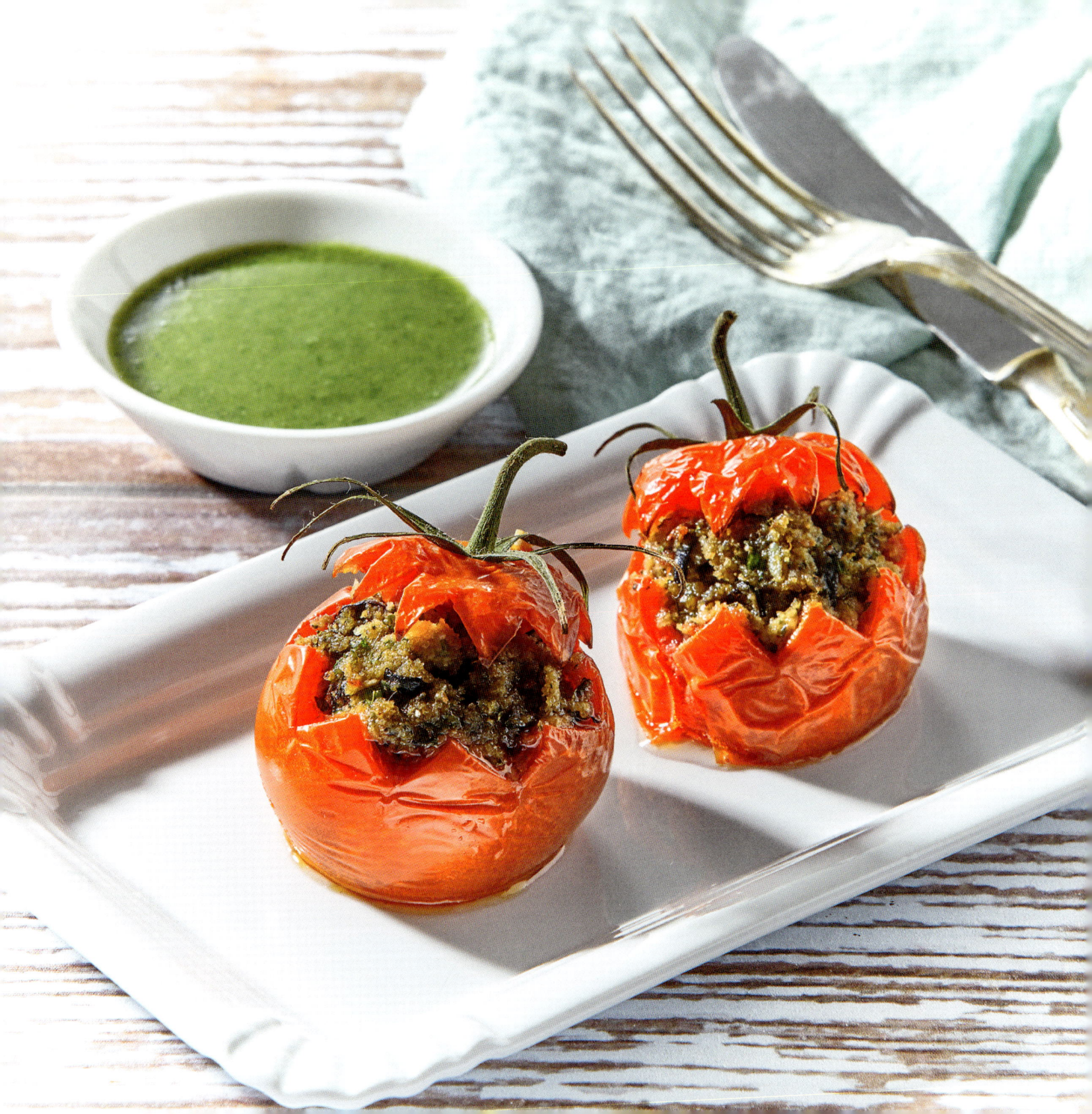

LEICHTE REZEPTE, Hauptspeisen

Für 4 Portionen
561 kcal pro Portion

Geflügelragout
mit Grünkern

Für die Beilage:
480 g Grünkern
Salz

Für das Ragout:
400 g Putenbrust, in große Würfel geschnitten
120 g Zwiebeln, fein gewürfelt
2 EL Olivenöl
Salz, Pfeffer
100 g Karotten, fein gewürfelt
100 g Sellerie, fein gewürfelt
280 ml Gemüsebrühe, siehe Basisrezept Seite 52

Für die Garnitur:
½ Bund Petersilie, fein geschnitten

Grünkern mit 1 Prise Salz in 1 l Wasser aufkochen. 25 Minuten bei mittlerer Hitze leicht köcheln lassen.
Für das Ragout Fleisch und Zwiebeln im heißen Öl scharf anbraten, salzen und pfeffern. Karotten und Sellerie dazugeben und kurz mitbraten.
Mit Gemüsebrühe aufgießen und 20 Minuten köcheln lassen.
Das Geflügelragout mit Grünkern anrichten, mit Petersilie garnieren.

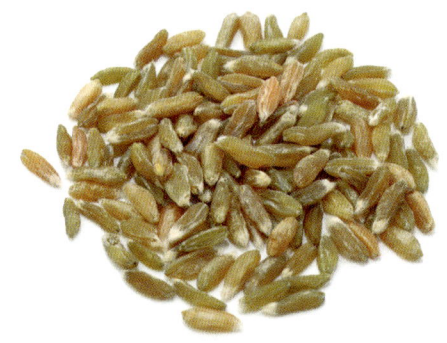

LEICHTE REZEPTE, Hauptspeisen

Für 4 Portionen
318 kcal pro Portion

Gedünstete Forelle
im Juliennegemüse mit Kräutern und Naturkartoffeln

Für den Fisch:
200 ml Gemüsebrühe, siehe Basisrezept Seite 52
720 g Forellenfilets
Saft von ½ Zitrone
Worcestersoße

Für die Beilagen:
480 g Kartoffeln, geschält und geviertelt
160 g Zucchini
160 g Karotten
½ EL Butter
Salz, Pfeffer
50 ml Gemüsebrühe

Für die Garnitur:
½ Zitrone, in Scheiben geschnitten
ca. 12 Schnittlauch-Stängel
Petersilie, abgezupft und fein geschnitten

Kartoffeln im Dampfgarer 20 Minuten weich dünsten.
Für den Fisch Gemüsebrühe erhitzen, aber nicht aufkochen. Forellenfilets hineinlegen, Zitronensaft und einige Spritzer Worcestersoße zugeben.
Bei schwacher Hitze im geschlossenen Topf 10 Minuten ziehen lassen.
Für die Gemüsebeilage mit dem Julienne-Schneider von Zucchini und Karotten feine Streifen abziehen. In Butter leicht andünsten, salzen, pfeffern. Mit Gemüsebrühe aufgießen. Bei schwacher Hitze im geschlossenen Topf 8 Minuten ziehen lassen.
Gemüse auf Tellern anrichten, Forellenfilets darauflegen. Mit Zitronenscheiben und ganzen Stängeln vom Schnittlauch garnieren. Kartoffeln mit Petersilie bestreuen und mit Fisch und Gemüse servieren.

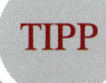

TIPP

Auch ohne Dampfgarer lassen sich Kartoffeln, Gemüse & Co schonend zubereiten: Ein Dampfeinsatz ist preiswert und in gut sortierten Geschirrfachgeschäften erhältlich. Sie können ihn in – fast – jedem Topf verwenden. Füllen Sie den Topf einige Zentimeter hoch mit Wasser, und bringen Sie das Wasser zum Kochen. Stellen Sie den Dampfeinsatz in den Topf, füllen Sie das Kochgut ein, und kochen sie es über dem Wasserdampf: Ganze Kartoffeln brauchen etwa 20 Minuten, geschnittene ca. 15 Minuten, Gemüse ist in rund 10–15 Minuten fertig. Beim Garen mit dem Dampfeinsatz bleiben Vitamine, Mineralstoffe und Geschmack erhalten.

LEICHTE REZEPTE, Hauptspeisen

Für 4 Portionen
561 kcal pro Portion
Vegan

Süß-saure Gemüsepfanne
mit Tofu

Zutaten:
400 g weißer Reis und Naturreis (gemischt)
Salz
40 g Zwiebeln,
    halbiert und in feine Streifen geschnitten
6 EL Olivenöl
160 g Karotten,
    geschält, in feine Würfel geschnitten
120 g Zucchini,
    in ½ cm breite Scheiben geschnitten
40 g Tomaten,
    in kleine Würfel geschnitten
Salz, Pfeffer
160 g Tofu natur,
    in große Würfel geschnitten
80 g Weintrauben,
    halbiert, entkernt
1 Orange
120 g Pfirsiche,
    in Scheiben geschnitten
100 ml Sojasoße

Reis in 1 l gesalzenem Wasser aufkochen, 20 Minuten bei wenig Hitze fertig garen.
Zwiebeln in 3 EL heißem Öl glasig anrösten. Karotten, Zucchini und Tomaten dazugeben, salzen, pfeffern und 5–10 Minuten bei mittlerer Hitze garen. Beiseitestellen. Tofustücke in restlichem Öl scharf anbraten. Oberes und unteres Ende der Orange sowie Schale mit der weißen Haut abschneiden. Filets zwischen den Trennhäuten herausschneiden und halbieren. Gemüse und Tofu mit Weintrauben, Orangen, der Hälfte der Pfirsiche und der Sojasoße mischen. Unter den fertig gekochten Reis mischen. Mit den restlichen Pfirsichscheiben garnieren.

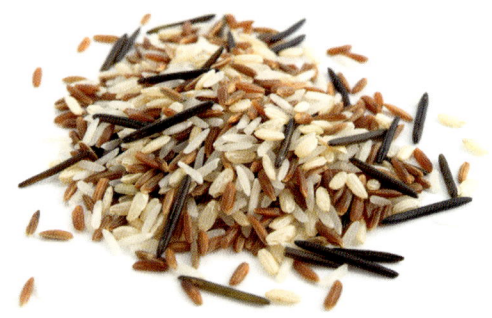

LEICHTE REZEPTE, Hauptspeisen

Für 4 Portionen
393 kcal pro Portion
Vegan

Gemüsepfanne
mit Bulgur

Für die Beilage:
400 g Bulgur
Salz

Für die Gemüsepfanne:
40 g Zwiebeln, fein gewürfelt
60 g Paprika, in Streifen geschnitten
160 g Karotten,
    geschält und in feine Streifen geschnitten
2 EL Olivenöl
300 g Gemüsebrühe, siehe Basisrezept Seite 52
80 g Zucchini, in dünne Scheiben geschnitten
Salz, Pfeffer

Für die Garnitur:
½ Bund Schnittlauch,
    in feine Röllchen geschnitten

Bulgur mit 1 Prise Salz in 800 ml Wasser aufkochen, 15 Minuten bei geringer Hitze ziehen lassen.
Zwiebeln, Paprika und Karotten in heißem Öl anbraten. Mit Gemüsebrühe ablöschen. 10 Minuten auf mittlerer Flamme köcheln lassen. Zucchini dazugeben, weitere 5 Minuten köcheln lassen. Mit Salz und Pfeffer würzen. Bulgur mit dem Gemüse anrichten und mit dem Schnittlauch bestreuen.

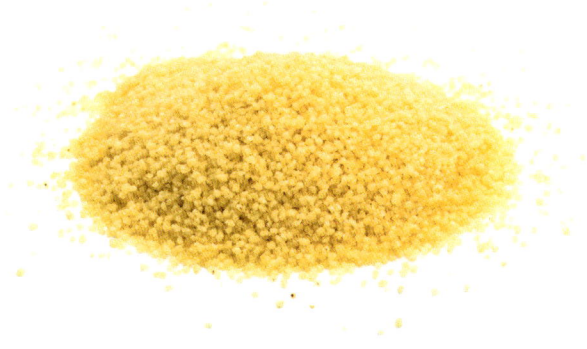

LEICHTE REZEPTE, Hauptspeisen

Für 4 Portionen
647 kcal pro Portion

Gemüselasagne
mit Tomatensoße

Für die Lasagne:
160 g Sellerie, fein gewürfelt
160 g Karotten, fein gewürfelt
2 EL Olivenöl
240 g Zucchini, in feine Scheiben geschnitten
200 g Tomaten, geviertelt
200–300 ml Gemüsebrühe,
　　siehe Basisrezept Seite 52
Salz, Pfeffer
400 g Lasagne-Teigblätter
200 g Edamer, gerieben

Butter für die Form

Für die Tomatensoße:
80 g gewürfelte Tomaten
1 EL Olivenöl
200 ml Gemüsebrühe,
　　siehe Basisrezept Seite 52
Salz, Pfeffer
½ Bund Basilikum, fein geschnitten

Für die Garnitur:
einige Blätter Basilikum

Backofen auf 180 °C vorheizen.
Für die Lasagne Sellerie und Karotten in Olivenöl 3–4 Minuten braten lassen, dabei mehrfach umrühren. Zucchini und Tomaten dazugeben, für weitere 3 Minuten braten. Mit einem Teil der Gemüsebrühe ablöschen. Salzen, pfeffern und 20 Minuten köcheln lassen. Immer wieder Gemüsebrühe nachgießen. Achten Sie darauf, dass die Gemüsemasse etwas flüssig bleibt – die Lasagne-Blätter brauchen Flüssigkeit zum Weichwerden.
Viereckige Auflaufform mit Butter einfetten. Mit einer Lage Lasagne-Blätter auslegen, einen Schöpfer vom Gemüse darauf verteilen. Das Ganze noch 2x wiederholen. Die oberste Lage Lasagne-Blätter gut mit Gemüse abdecken und mit dem geriebenen Käse bestreuen.
Lasagne in den vorgeheizten Backofen schieben und 60 Minuten backen.
Für die Tomatensoße die gewürfelten Tomaten im heißen Öl anbraten. Mit der Gemüsebrühe aufgießen, salzen und pfeffern. 20 Minuten leicht köcheln lassen. Topf vom Herd nehmen, erst kurz vor dem Servieren das geschnittene Basilikum dazugeben.
Fertige Lasagne portionieren, auf Tomatensoße anrichten und mit Basilikum garnieren.

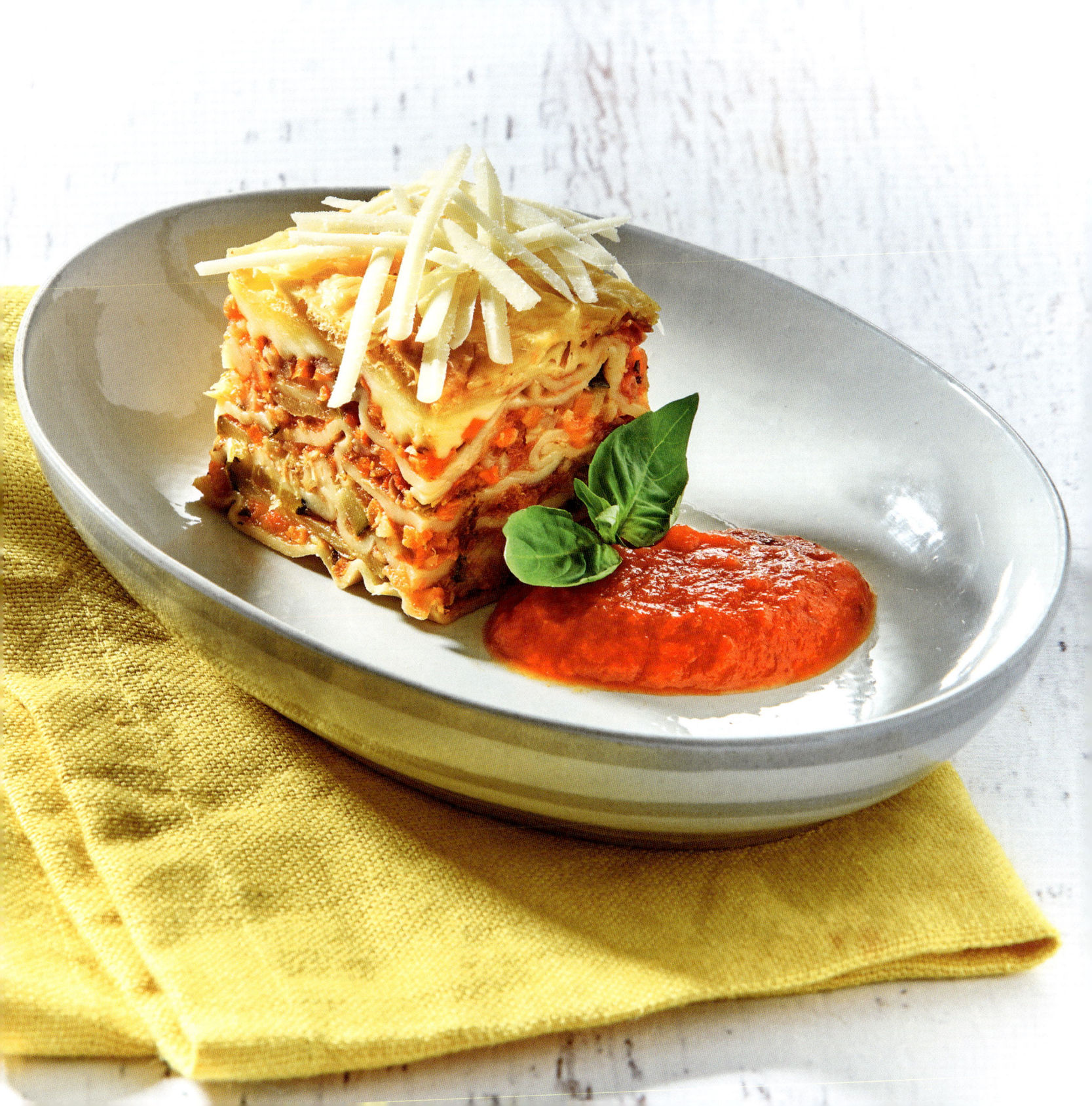

LEICHTE REZEPTE, Hauptspeisen

Für 4 Portionen
256 kcal pro Portion

Ratatouille
mit Polenta-Talern

Für die Ratatouille:
80 g Zwiebeln,
   halbiert und in feine Streifen geschnitten
2 EL Rapsöl
80 g Paprika, in kleine Würfel geschnitten
60 g Tomaten, fein gewürfelt
60 g Zucchini, in feine Würfel geschnitten
60 g Melanzani, in Würfel geschnitten
60 g Champignons, blättrig geschnitten
40 g Tomatenmark
100 ml Gemüsebrühe, siehe Basisrezept Seite 52
Salz, Pfeffer

Für die Polenta-Taler:
Salz
1 TL Majoran
200 g Polenta

3 EL Butter für die Pfanne

Für die Garnitur:
1 Kästchen Kresse

Für die Polenta-Taler 500 ml leicht gesalzenes Wasser aufkochen, Majoran zugeben, Polenta einrühren. Auf kleiner Flamme 15 Minuten leicht köcheln lassen, dabei laufend umrühren. Wenn das Wasser verkocht ist, Polenta auf einem flachen Teller ausstreichen und abkühlen lassen.
Für die Ratatouille Zwiebeln in heißem Öl glasig anbraten. Paprika, Tomaten, Zucchini, Melanzani und Champignons dazugeben und 3–4 Minuten anbraten. Tomatenmark zugeben, mit Gemüsebrühe ablöschen. Salzen, pfeffern und 15 Minuten köcheln lassen.
Polenta schneiden und in der Butter auf beiden Seiten goldgelb anbraten.
Auf Tellern anrichten, Ratatouille rundherum verteilen. Mit Kresse garnieren.

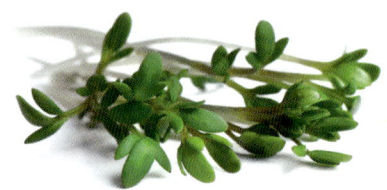

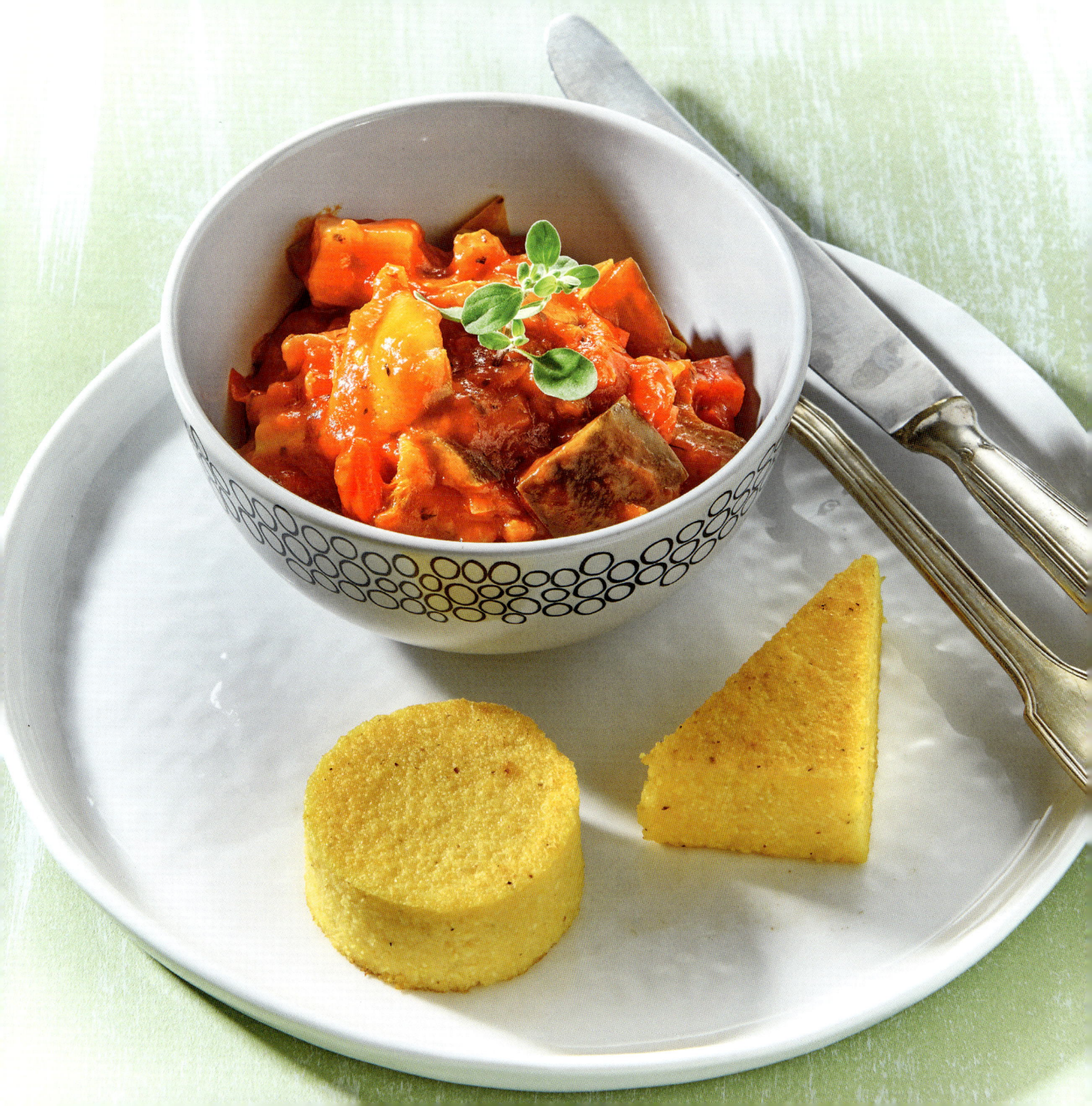

LEICHTE REZEPTE, Hauptspeisen

Für 4 Portionen
319 kcal pro Portion
Vegan

Linseneintopf
mit Wurzelgemüse und Kartoffeln

Zutaten:
600 g Tellerlinsen
80 g Zwiebeln, fein geschnitten
200 g Karotten, in kleine Würfel geschnitten
200 g Sellerie, in kleine Würfel geschnitten
2 EL Olivenöl
400 g Kartoffel, geschält, geviertelt und gekocht
Salz, Pfeffer
1 kleiner roter Paprika, sehr fein gehackt

Linsen in 1,2 l ungesalzenem Wasser 45 Minuten kochen lassen. Zwiebeln, Karotten und Sellerie im heißen Öl anbraten. Mit den Kartoffeln zu den Linsen geben. Salzen, pfeffern und 5–10 Minuten ziehen lassen.
Vor dem Servieren mit Paprika garnieren.

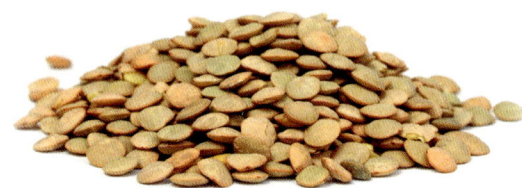

LEICHTE REZEPTE, Hauptspeisen

Für 4 Portionen
420 kcal pro Portion

Zucchini-Erdäpfel-Puffer
mit Schnittlauch-Sauerrahm-Dip

Für die Puffer:
600 g rohe Kartoffeln (Erdäpfel), geschält
600 g Zucchini
100 g Haferflockenmark
2 Eier
Salz, Pfeffer
2 EL Olivenöl

Für den Dip:
200 g saure Sahne (Sauerrahm)
1 Bund Schnittlauch,
 in feine Röllchen geschnitten,
 einige Stiele zum Garnieren beiseitelegen
Saft von 1 Zitrone
Salz, Pfeffer

Für die Puffer Kartoffeln und Zucchini auf der groben Seite einer Haushaltsreibe hobeln und 10 Minuten ruhen lassen, dann das Wasser ausdrücken. Mit Hafermark verrühren, Eier daruntermischen. Salzen, pfeffern. Im heißen Öl kleine Puffer auf beiden Seiten goldgelb anbraten.
Für den Dip saure Sahne mit Schnittlauch, Zitronensaft, Salz und Pfeffer mischen und gut verrühren.
Puffer mit Sauerrahm-Dip anrichten und mit Schnittlauchstängeln garnieren.

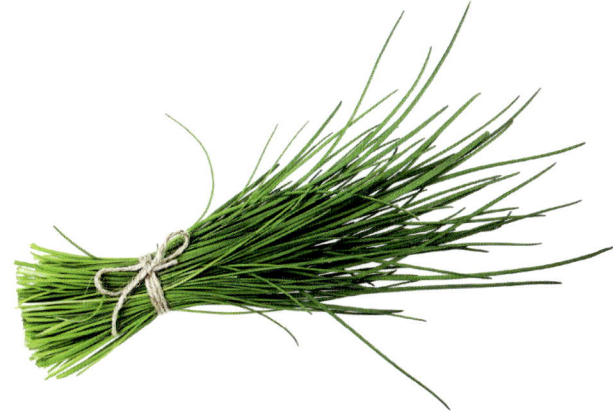

LEICHTE REZEPTE, Hauptspeisen

Für 4 Portionen
490 kcal pro Portion

Gefüllte Zucchini
mit Dinkelflocken und Tomatensoße

Für die gefüllten Zucchini:
400 g Zucchini
60 g Karotten, klein gewürfelt
60 g Sellerie, klein gewürfelt
40 g Butter
160 g Tomaten, fein gewürfelt
20 g Tomatenmark
200 ml Gemüsebrühe, siehe Basisrezept Seite 52
280 g Dinkelflocken
2 Eier
Salz, Pfeffer
40 g Parmesan, gerieben

Für die Tomatensoße:
80 g gewürfelte Tomaten
1 EL Olivenöl
200 ml Gemüsebrühe, siehe Basisrezept Seite 52
Salz, Pfeffer
1 Bund Basilikum, fein geschnitten

Backofen auf 200 °C vorheizen.
Zucchini halbieren, das Innere mit einem Löffel herausschaben und klein hacken. Zucchinihälften salzen und auf ein gefettetes Backblech legen.
Karotten und Sellerie in Butter anschwitzen. Tomaten und klein gehackte Zucchini dazugeben und 2–3 Minuten anbraten. Tomatenmark einrühren und mit Gemüsebrühe ablöschen. Aufkochen und die Flüssigkeit bei großer Hitze verkochen lassen. Topf vom Herd nehmen, Masse etwas abkühlen lassen. Mit Dinkelflocken und Eiern verrühren. Salzen und pfeffern. Zucchinihälften mit der Gemüsemischung füllen.
Gefüllte Zucchini etwa 30 Minuten backen. 5 Minuten vor Ablauf der Backzeit mit dem geriebenen Käse bestreuen.
Für die Tomatensoße die gewürfelten Tomaten im heißen Öl anbraten. Mit der Gemüsebrühe aufgießen, salzen und pfeffern. 20 Minuten leicht köcheln lassen. Topf vom Herd nehmen, erst kurz vor dem Servieren das geschnittene Basilikum dazugeben.
Zucchinihälften mit der Tomatensoße anrichten.

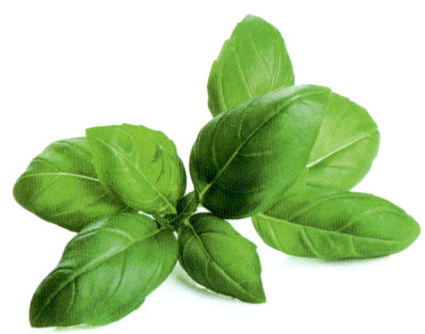

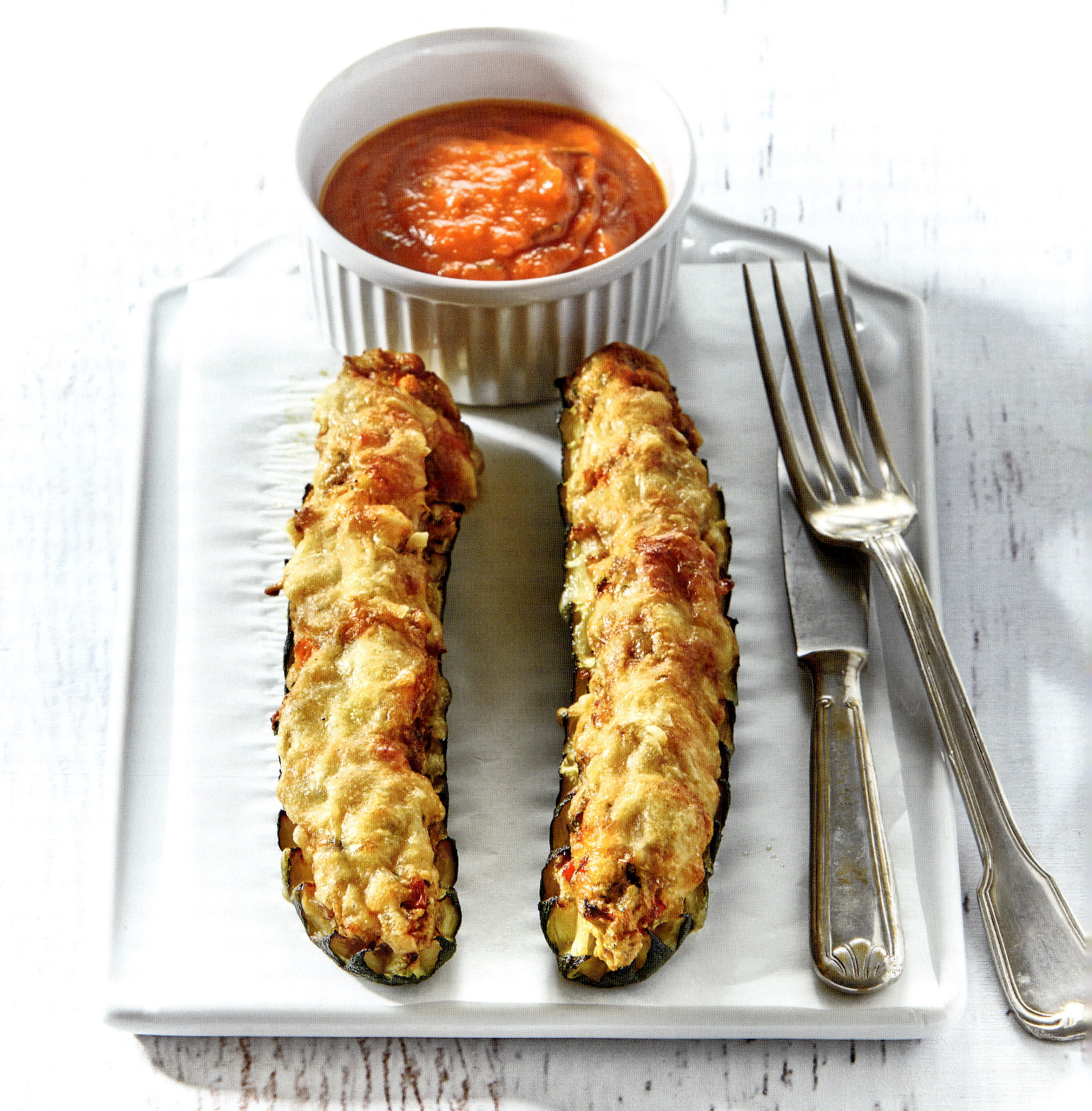

LEICHTE REZEPTE, Hauptspeisen

Für 4 Portionen
429 kcal pro Portion
Vegan

Gemüsegulasch
mit Vollkornnudeln

Zutaten:
360 g Vollkornteigwaren
Salz
200 g Zwiebeln,
 halbiert und in feine Streifen geschnitten
2 EL Olivenöl
240 g Karotten, fein gewürfelt
280 g Paprika, fein gewürfelt
280 g Zucchini, in feine Scheiben geschnitten
40 g Tomatenmark
100 ml Gemüsebrühe, siehe Basisrezept Seite 52
Salz, Pfeffer
120 g getrocknete Morcheln, in Wasser eingelegt
1 Kästchen Kresse

Vollkornnudeln nach Angabe in 1,6 l Salzwasser kochen.
Zwiebeln in heißem Öl glasig werden lassen. Karotten, Paprika und Zucchini dazugeben. 3–4 Minuten anbraten lassen. Tomatenmark zugeben, verrühren. Mit Gemüsebrühe ablöschen, salzen und pfeffern.
Einweichwasser der Morcheln wegschütten, Morcheln zur Gemüsemischung geben. 10 Minuten köcheln lassen.
Nudeln mit dem Gemüsegulasch vermischen. Mit Kresse garnieren.

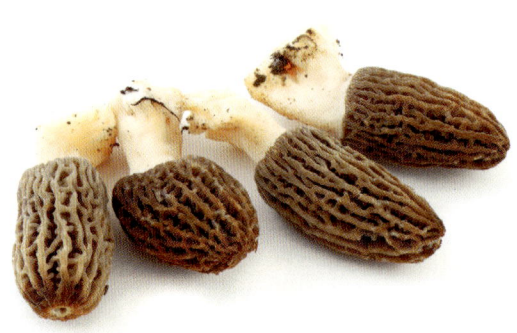

LEICHTE REZEPTE, Hauptspeisen

Für 4 Portionen
1 Quicheform, Ø 27 cm
686 kcal pro Portion

Zucchiniquiche
mit Kirschtomaten

Für den Teig:
180 g feingemahlenes Dinkelmehl
100 g Butter
1 Ei
Salz

Für den Belag:
150 g saure Sahne (Sauerrahm) mit 15% Fett
100 g Crème fraîche légère
Salz, Pfeffer
2 Eier
100 g Hartkäse (z. B. Emmentaler), gerieben
2 große Zucchini,
 in ½ cm dicke Scheiben geschnitten
100 g Kirschtomaten

Aus Mehl, Butter, Ei und 1 Prise Salz einen glatten Teig kneten. In eine Frischhaltefolie gewickelt ½ Stunde im Kühlschrank durchkühlen lassen. Backofen auf 200 °C vorheizen.
Saure Sahne und Crème fraîche gut salzen und pfeffern. Mit Eiern und geriebenem Käse vermischen.
Teig auf einer bemehlten Arbeitsfläche ausrollen, in die gefettete und bemehlte Quicheform legen. Am Rand überstehenden Teig entfernen. Teig in der Form etwas andrücken, den Rand ½ cm unter dem der Form enden lassen. Zucchinischeiben in zwei Kreisen auf dem Teig auflegen. Sahne-Käse-Mischung darübergießen. Zwischen den Zucchini-Kreisen die Kirschtomaten ebenfalls kreisförmig auflegen, auch die Mitte mit 2 oder 3 Kirschtomaten füllen. Quiche bei 200 °C etwa 50 Minuten backen. Aus dem Backofen nehmen, etwas abkühlen lassen und noch warm servieren.

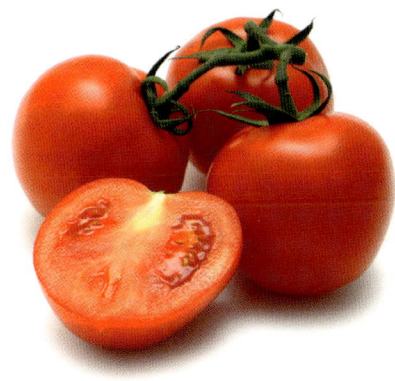

LEICHTE REZEPTE, Hauptspeisen

Für 4 Portionen
1 Quicheform, Ø 27 cm
643 kcal pro Portion

Karottenquiche

Für den Teig:
180 g feingemahlenes Dinkelmehl
100 g Butter
1 Ei
Salz

Für den Belag:
2 EL Ingwer, fein gehackt
1 EL Olivenöl
1 Chilischote, entkernt, fein gehackt
600 g Karotten, geschält und fein gehobelt
150 g saure Sahne (Sauerrahm)
100 g Ziegenfrischkäse
Salz, Pfeffer
2 Eier
1 Bund gemischte Kräuter
   (z. B. Petersilie, Schnittlauch, Estragon),
   fein gehackt

Aus Mehl, Butter, Ei und 1 Prise Salz einen glatten Teig kneten. Teig in eine Frischhaltefolie gewickelt ½ Stunde im Kühlschrank durchkühlen lassen. Backofen auf 200 °C vorheizen.

Für den Belag Ingwer im Öl bei mittlerer Hitze anbraten, bis er zu duften beginnt. Chilistücke dazugeben, schwenken. Gehobelte Karotten untermischen und 4–5 Minuten mitbraten. Topf dann beiseitestellen.

Saure Sahne und Ziegenfrischkäse gut salzen und pfeffern. Mit Eiern vermischen. Kräuter dazugeben, gut unterheben.

Teig auf einer bemehlten Arbeitsfläche ausrollen, in eine gefettete und bemehlte Quicheform legen. Am Rand überstehenden Teig entfernen, Teig in der Form etwas andrücken, den Rand ½ cm unter dem der Form enden lassen. Ingwer-Chili-Karotten-Masse darauf verteilen. Sauerrahm-Ziegenkäse-Mischung darübergießen.

Karottenquiche bei 200 °C etwa 50 Minuten backen. Herausnehmen, etwas abkühlen lassen, aber noch warm servieren.

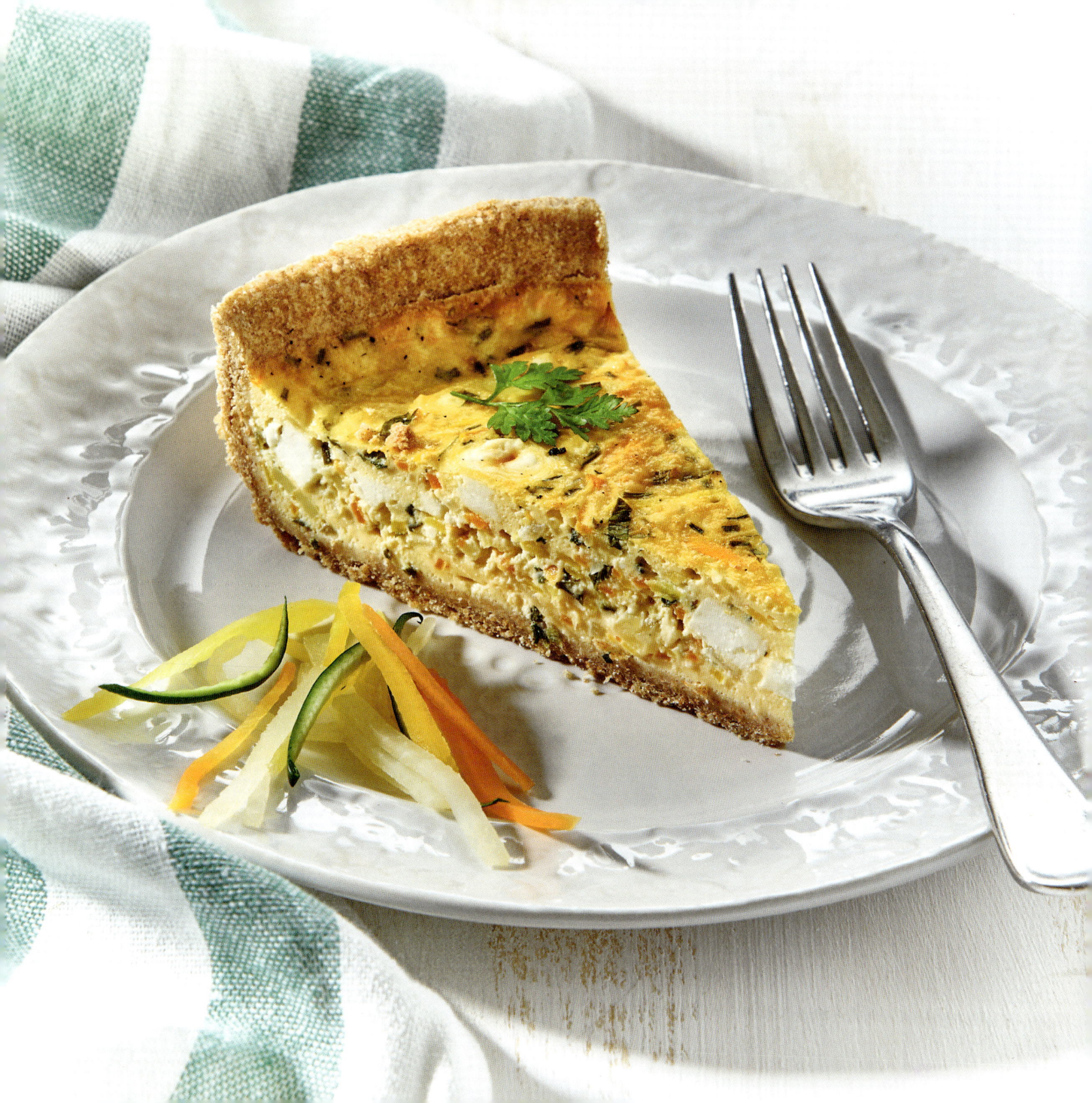

LEICHTE REZEPTE, Hauptspeisen

Für 4 Portionen
146 kcal pro Portion
Vegan

Marienkroner Klostereintopf

Zutaten:
120 g Zwiebeln,
 halbiert und in feine Streifen geschnitten
2 EL Olivenöl
180 g Sellerie,
 in kleine Würfel geschnitten
180 g Karotten,
 geschält und in kleine Würfel geschnitten
1 Zehe Knoblauch, fein geschnitten
120 g Erbsen
40 g Lauch,
 in ½ cm breite Scheiben geschnitten
240 g Kartoffeln,
 geschält, klein gewürfelt
Salz, Pfeffer
400 ml Gemüsebrühe, siehe Basisrezept Seite 52
Schnittlauch, klein geschnitten

Zwiebeln in heißem Olivenöl glasig anbraten. Sellerie, Karotten, Knoblauch, Erbsen, Lauch und Kartoffeln dazugeben. Salzen, pfeffern und unter Rühren 5 Minuten anbraten. Mit der Gemüsebrühe aufgießen und bei mittlerer Hitze 30 Minuten köcheln lassen.
Mit Schnittlauch garniert servieren.

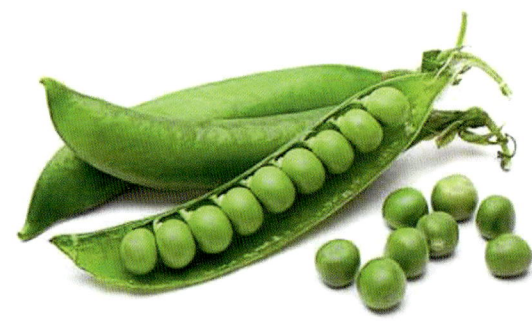

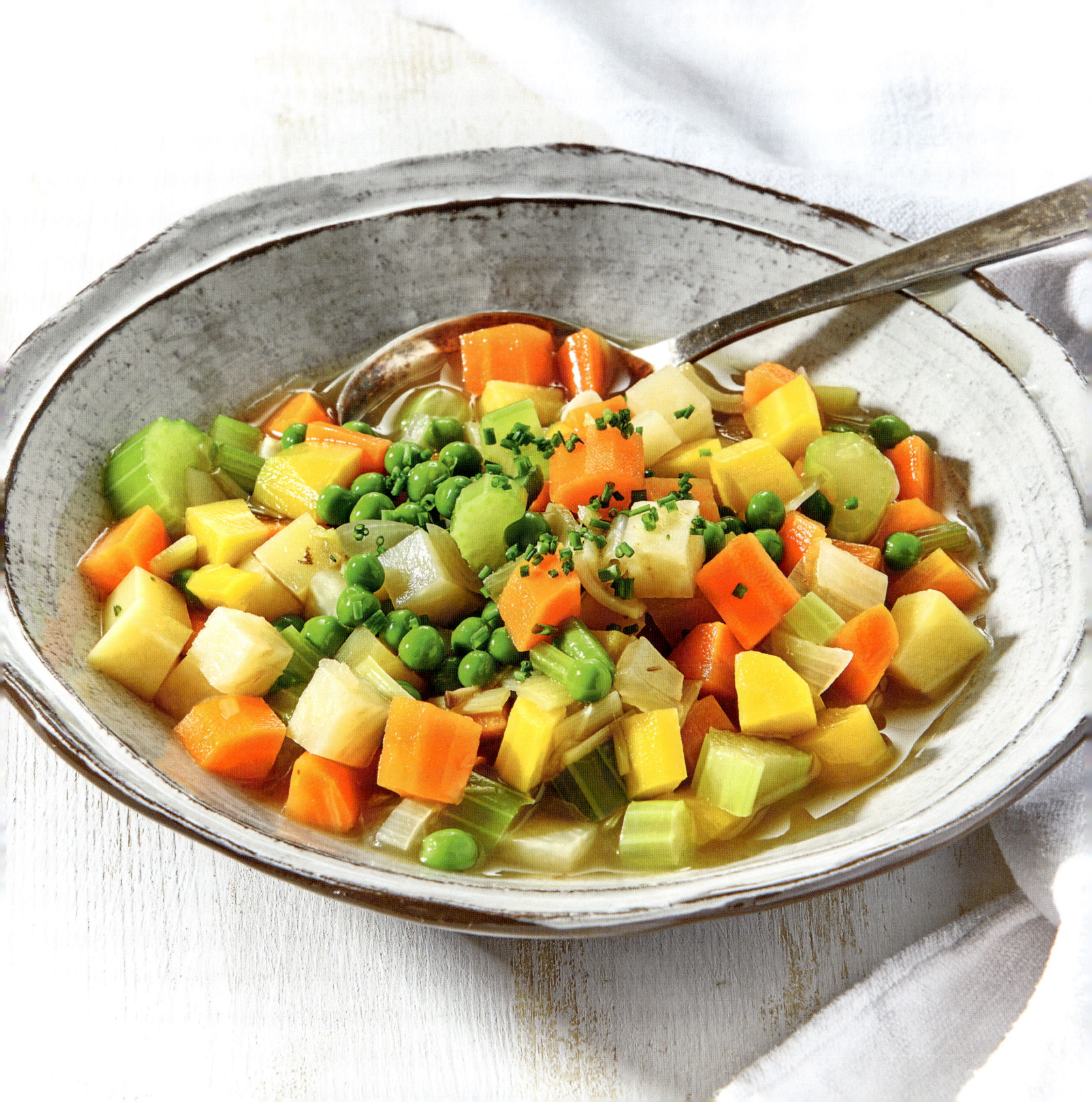

LEICHTE REZEPTE, Hauptspeisen

Für 4 Portionen
148 kcal pro Portion
Vegan

Sautierte Pilze
mit Kartoffeln

Zutaten:
400 g Kartoffeln, geschält und geviertelt
800 g gemischte Pilze,
    z. B. Steinpilze, Austernpilze, Pfifferlinge
    (Eierschwammerl)
40 g Zwiebeln, in feine Würfel geschnitten
2 EL Olivenöl
10 Stiele Thymian (5 Stiele rebeln)
Salz, Pfeffer

Kartoffeln im Dampfgarer oder mit Hilfe eines Dampfeinsatzes (siehe Seite 93) etwa 15 Minuten weich dämpfen.
Pilze trocken putzen, in grobe Stücke reißen oder schneiden. Zwiebelwürfel im heißen Öl glasig anrösten. Pilze und gerebelten Thymian dazugeben, salzen und pfeffern. 5–10 Minuten von allen Seiten gut anbraten lassen, dabei ständig umrühren.
Pilze mit Thymianstielen garnieren und mit den Kartoffeln servieren.

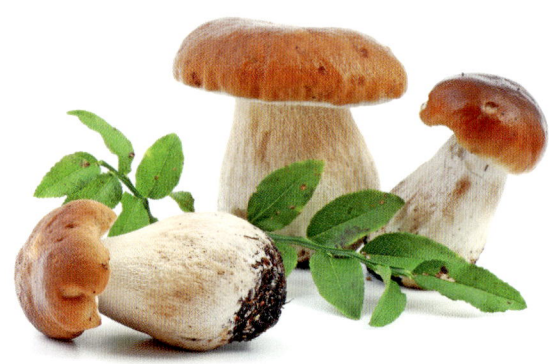

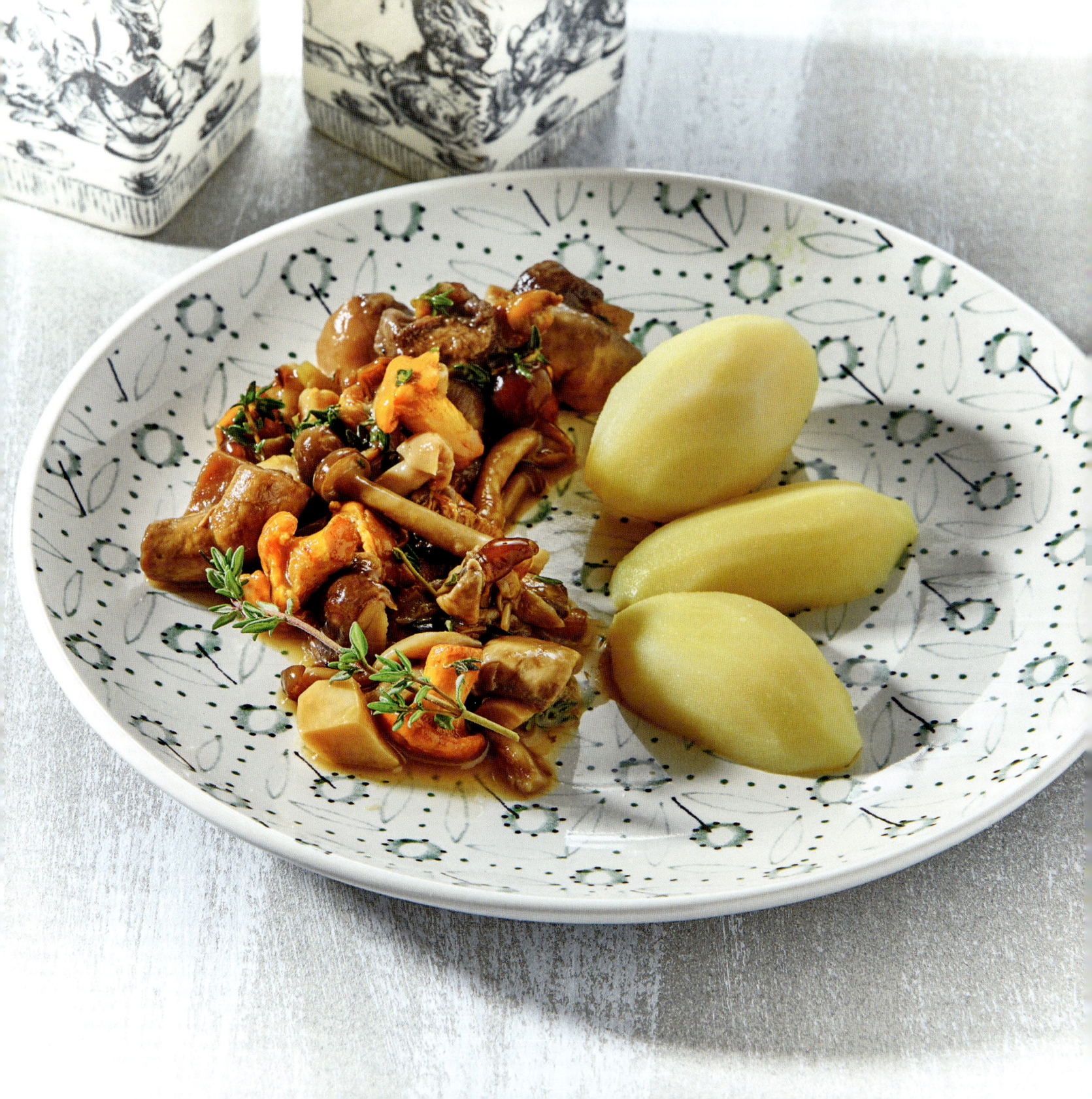

LEICHTE REZEPTE, Hauptspeisen

Für 4 Portionen
464 kcal pro Portion

Erdäpfel-Lauch-Soufflé
mit Brokkoli und Schwarzwurzeln

Für das Soufflé:
240 g Lauch, in ½ cm breite Streifen geschnitten
2 EL Olivenöl
Salz, Pfeffer
560 g Kartoffeln, geschält,
    gekocht und in Scheiben geschnitten
100 g saure Sahne (Sauerrahm)
150 g Frischkäse
2 Eier

1 EL Butter und 20 g Paniermehl (Semmelbrösel)
für die Form

Für das Gemüse:
400 g Brokkoli, in Röschen,
    Stiel in Stücke geschnitten
200 g Schwarzwurzeln,
    geputzt und in 2 cm breite Stücke geschnitten

Für die Garnitur:
2 EL Mandelblättchen
20 g Butter
1 Kästchen Kresse

Backofen auf 170 °C vorheizen.
Lauch in heißem Öl kurz anbraten, salzen und pfeffern. Mit Kartoffeln vermischen.
Saure Sahne und Frischkäse glatt rühren, Eier untermischen und mit Salz und Pfeffer abschmecken.
Eine feuerfeste Form mit Butter einfetten und mit Paniermehl bestreuen. Nicht haftendes Paniermehl aus der Form leeren. Lauch-Kartoffel-Mischung mit der Sahne-Frischkäse-Mischung vermengen und in die Form gießen.
Im vorgeheizten Backofen 25–30 Minuten backen. Aus dem Backofen nehmen und kurz auskühlen lassen.
Während der Backzeit Brokkoli und Schwarzwurzeln im Dampfgarer oder mit Hilfe eines Dampfeinsatzes (siehe Seite 93) etwa 20 Minuten garen. Mandelblättchen in einer Pfanne ohne Fett goldgelb anrösten lassen. Beiseitestellen.
Das Erdäpfel-Lauch-Soufflé auf Tellern anrichten, Brokkoli und Schwarzwurzeln dazugeben, mit Butterflöckchen bestreuen und mit Kresse und Mandelblättchen garnieren.

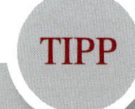

TIPP

Sie können die Soufflé-Masse auch in kleine Förmchen füllen. Die Backzeit beträgt dann bei 170 °C nur 15–20 Minuten.

LEICHTE REZEPTE, Hauptspeisen

Für 4 Portionen
264 kcal pro Portion

Erdäpfelstrudel
mit Rosmarin

Für den Teig:
120 g Mehl
1 EL Olivenöl

Alternativ können Sie auch einen gekauften Strudelteig verwenden (2 Blätter).

Für die Fülle:
50 g Bauchspeck, fein gewürfelt
80 g Zwiebeln, in kleine Würfel geschnitten
2 Zweige Rosmarin,
   Nadeln eines Zweiges abstreifen,
   anderen Zweig zum Garnieren beiseitelegen
Salz, Pfeffer
400 g Kartoffeln (Erdäpfel),
   geschält, gekocht und gewürfelt
2 Eier

Backofen auf 180 °C vorheizen.
Für den Teig Mehl, 10 ml Wasser und Öl vermischen. Kneten, bis der Teig weich und elastisch ist. Teig kurz ruhen lassen, dann auf einer bemehlten Fläche dünn ausziehen. Alternativ 2 Blätter gekauften Strudelteig übereinander legen, die untere Teigplatte dünn mit Butter bestreichen.
Für die Fülle Bauchspeck in einer heißen Pfanne anbraten, bis das Fett aus dem Speck schmilzt. Darin Zwiebeln und Rosmarinnadeln anrösten. Salzen und pfeffern.
Topf vom Herd nehmen, Rosmarinzwiebeln etwas auskühlen lassen und mit Kartoffeln und Eiern mischen.
Strudelteig mit der Fülle belegen. Einen Strudel rollen und im vorgeheizten Backofen 25 Minuten backen. Strudel herausnehmen und kurz auskühlen lassen. In Scheiben schneiden und mit kleinen Stücken des Rosmarinzweiges garnieren.

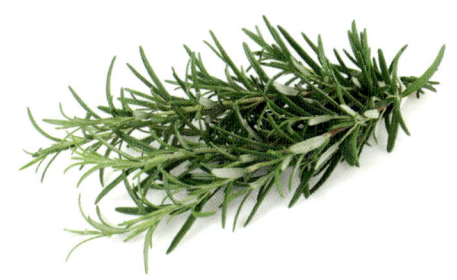

LEICHTE REZEPTE, Hauptspeisen

Für 4 Portionen
282 kcal pro Portion

Pastinakenlaibchen
mit Kerbelsoße und Karotten

Für die Laibchen:
600 g Pastinaken,
    geschält und in große Stücke geschnitten
200 g Kartoffeln, geschält und geviertelt
2 Eier
20 g Paniermehl (Semmelbrösel)
Salz, Pfeffer
60 g Gouda, gerieben
½ Bund Petersilie,
    Blätter von den Stielen
    gezupft und fein geschnitten

Öl für die Pfanne

Für die Beilage:
400 g Karotten,
    geschält und in Streifen geschnitten
1 EL Butter
Salz, Pfeffer
1 EL Honig

Für die Kerbelsoße:
120 g Zwiebeln, in kleine Würfel geschnitten
1 Bund Kerbel, Blätter von den Stielen gezupft
1 EL Olivenöl
120 ml Gemüsebrühe, siehe Basisrezept Seite 52
20 g saure Sahne (Sauerrahm) mit 15% Fett
Salz, Pfeffer

Pastinaken und Kartoffeln im Dampfgarer oder mit Hilfe eines Dampfeinsatzes (siehe Seite 93) etwa 25 Minuten weich garen.
Karotten in Butter bei mittlerer Hitze anbraten. Salzen und pfeffern. Honig unterrühren. Mit 1–2 EL Wasser ablöschen. Mit geschlossenem Deckel 10 Minuten bei milder Hitze garen lassen.
Für die Kerbelsoße Zwiebeln und Kerbelblätter in Olivenöl anrösten, einige Kerbelblätter zum Garnieren beiseitestellen. Mit Gemüsebrühe aufgießen. Auf der Flüssigkeitsmenge einkochen lassen. Saure Sahne unterrühren. Salzen, pfeffern und mit dem Stabmixer fein pürieren. Soße warm halten.
Die weichen Pastinaken und Kartoffeln mit der Gabel grob zerdrücken. Mit Eiern und Paniermehl vermischen, salzen und pfeffern. Geriebenen Käse unterrühren, Petersilie unterheben. Bratlinge (Laibchen) formen und in heißem Öl auf beiden Seiten goldgelb braten.
Kerbelsoße noch einmal aufkochen und mit dem Stabmixer aufschäumen. Pastinakenlaibchen mit Karottenstreifen und Kerbelsoße anrichten. Mit Kerbelblättern garnieren.

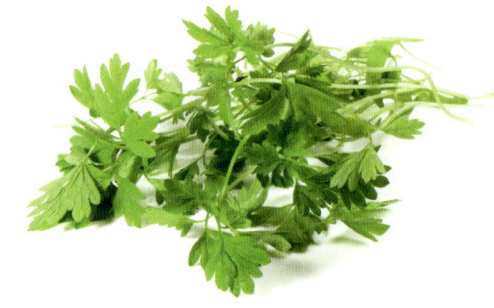

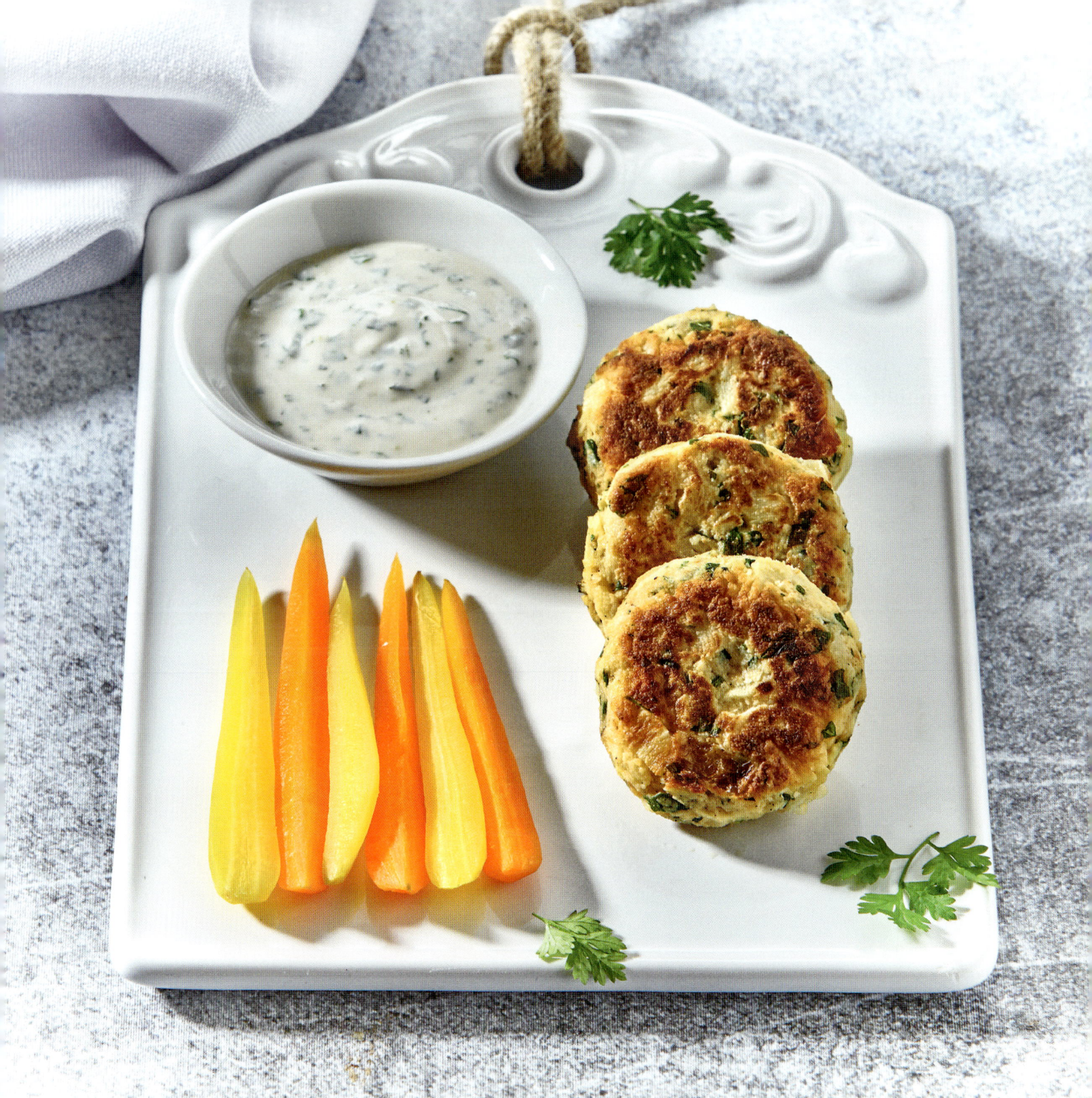

LEICHTE REZEPTE, Hauptspeisen

Für 4 Portionen
372 kcal pro Portion
Vegan

Gefüllte Paprika
mit Tomatensoße

Für die Tomatensoße:
80 g Tomaten, gewürfelt
1 EL Olivenöl
200 ml Gemüsebrühe, siehe Basisrezept Seite 52
Salz, Pfeffer

Für die gefüllten Paprika:
Salz
180 g Naturreis
40 g Zwiebeln, fein gehackt
1 Zehe Knoblauch, fein gehackt
140 g Wurzelgemüse
    (z. B. Sellerie, Karotten, Petersilienwurzel),
    in feine Würfel geschnitten
1 EL Olivenöl
Pfeffer
4 Paprika

Für die Garnitur:
1 Bund Basilikum, fein geschnitten,
    einige Blätter beiseitelegen

Für die Tomatensoße gewürfelte Tomaten im heißen Öl anbraten. Mit der Gemüsebrühe aufgießen, salzen und pfeffern. 20 Minuten leicht köcheln lassen. Für die Fülle 360 ml Wasser mit wenig Salz aufkochen. Reis ins kochende Wasser geben und 20 Minuten bei milder Hitze garen lassen. Zwiebeln, Knoblauch und Wurzelgemüse im heißen Öl 3–4 Minuten anbraten. Salzen, pfeffern und mit dem Reis mischen.
Stielende der Paprika abschneiden, Paprika innen säubern.
Paprika mit der Reis-Gemüse-Mischung füllen. Stielende der Paprika wieder aufsetzen.
Die gefüllten Paprika in die Tomatensoße geben und 15–20 Minuten bei mittlerer Hitze schmoren lassen.
Tomatensoße auf Tellern anrichten und mit den Paprika servieren.

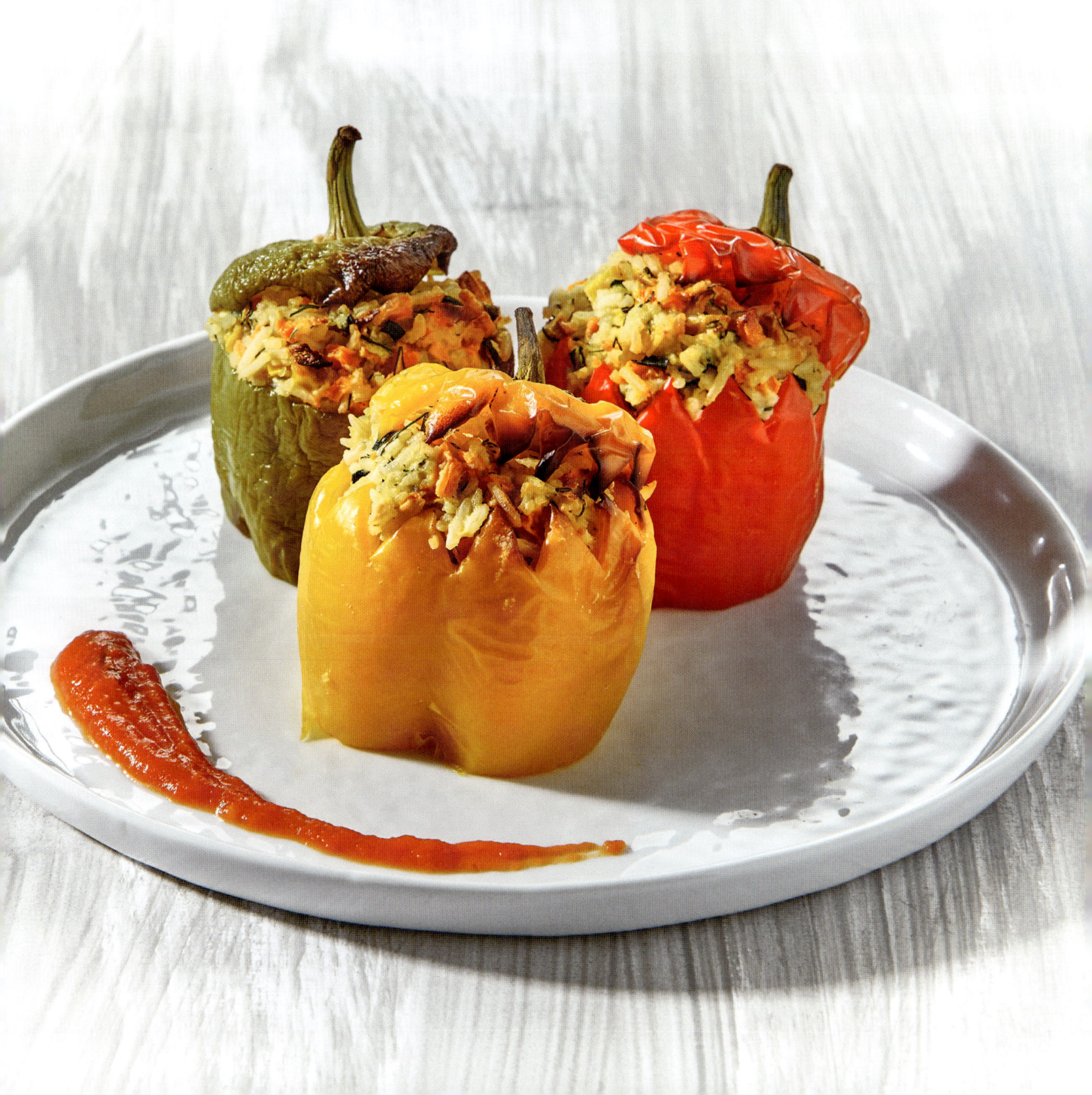

LEICHTE REZEPTE, Hauptspeisen

Für 4 Portionen
691 kcal pro Portion
Vegan

Gebratener Tofu
mit Safranreis und grünen Bohnen

Zutaten:
Salz
400 g Reis
etwas Safran
2 Lauchstangen
400 g grüne Bohnen, geputzt und ev. halbiert
2 EL Olivenöl
720 g Tofu natur, in Scheiben geschnitten
50 ml Sojasoße

800 ml Wasser mit etwas Salz aufkochen lassen. Reis und einige Fäden Safran dazugeben. Bei schwacher Hitze 20 Minuten garen lassen. Lauch aushöhlen, Reis in den Lauch füllen und warmstellen.
Grüne Bohnen im heißen Öl anbraten. Tofu dazugeben und anbraten, dabei immer wieder wenden. Mit Sojasoße ablöschen. Bei mittlerer Hitze und geschlossenem Deckel 10 Minuten garen lassen.
Reis, Tofu und Bohnen anrichten.

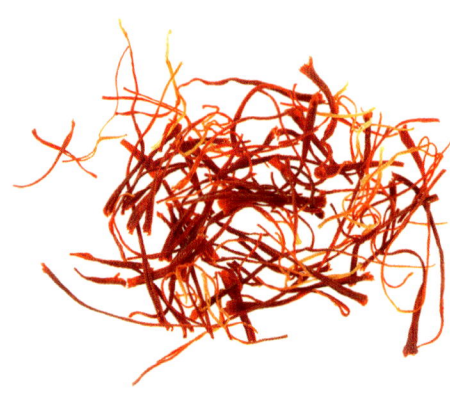

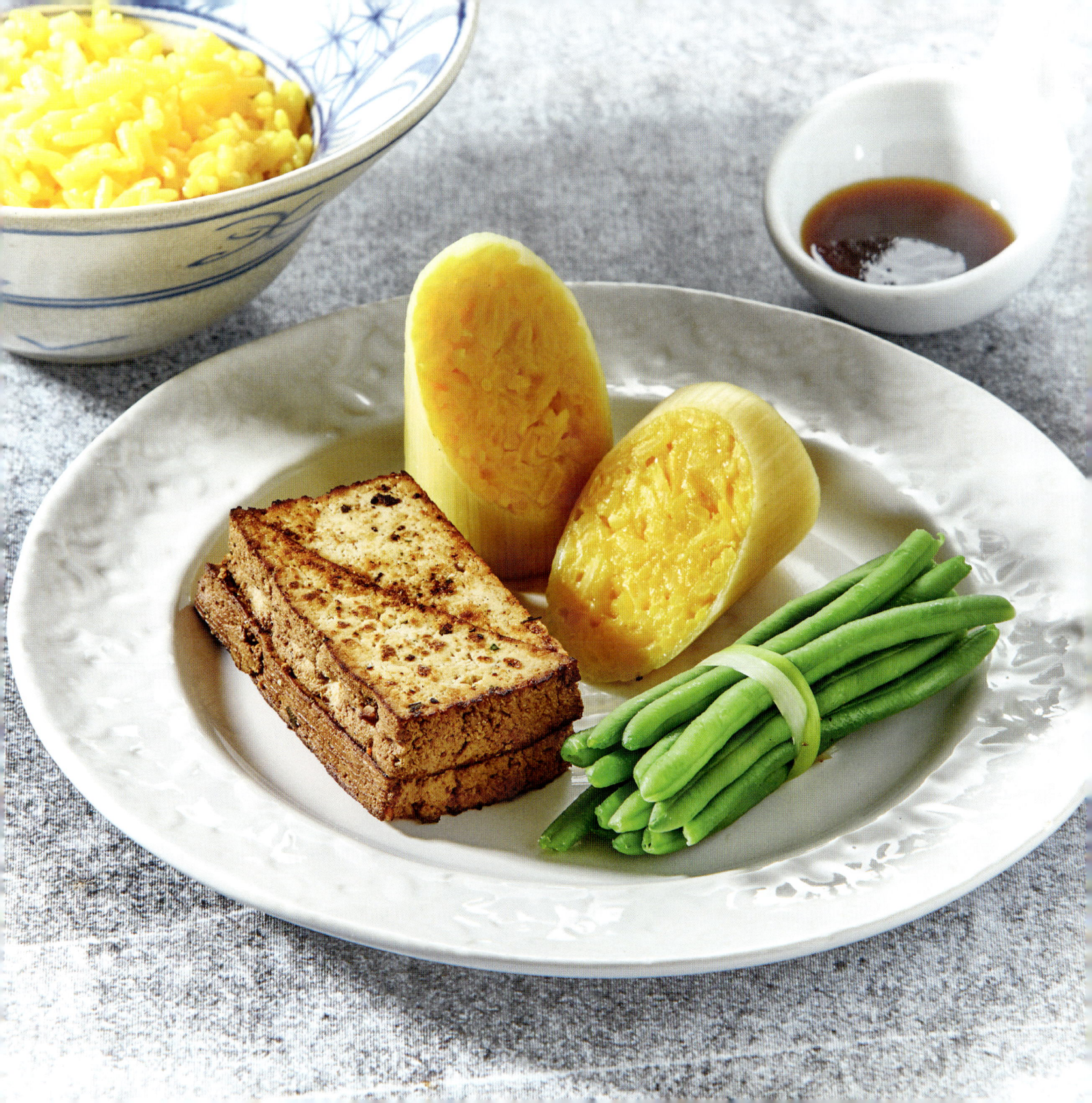

LEICHTE REZEPTE, Desserts

Für 4 Portionen
358 kcal pro Portion

Topfenpalatschinken
mit frischen Himbeeren

Für den Teig:
100 g Mehl
150 ml Milch
2 Eier
Salz

20 g Butter für die Pfanne

Für die Fülle:
50 g Rosinen
2 EL Orangensaft
250 g Magerquark (Magertopfen)
50 g saure Sahne (Sauerrahm) mit 15% Fett
Zesten von 1 Zitrone
80 g Zucker
1 Pkg. Vanillezucker

Für die Garnitur:
200 g Himbeeren

Backrohr auf 70 °C vorheizen. Aus Mehl, Milch und Eiern einen glatten, flüssigen Teig rühren, mit einer Prise Salz würzen.
Rosinen waschen und in Orangensaft einlegen. Quark und saure Sahne mit Zitronenzesten, Zucker und Vanillezucker glatt rühren. Rosinen abtropfen lassen und unterheben.
Etwas Butter in einer Pfanne heiß werden lassen, den Pfannenboden dünn mit Teig bedecken. Wenn die Palatschinke auf der Pfannenseite gut angebraten ist, wenden und die zweite Seite braten. Die fertige Palatschinke im vorgewärmten Backrohr warm halten. Diesen Vorgang wiederholen, bis der Teig verbraucht ist.
Die Palatschinken aus dem Backrohr nehmen, noch warm mit der Quarkfülle bestreichen und einrollen. Mit frischen Himbeeren servieren.

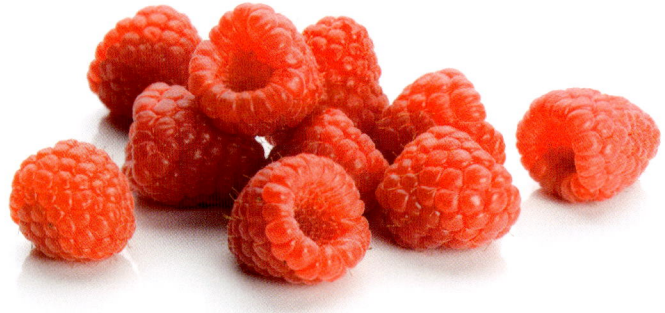

LEICHTE REZEPTE, Desserts

Für 12 Portionen
1 Springform, Ø 26 cm
302 kcal pro Portion

Kirschkuchen

Zutaten:
150 g weiche Butter
120 g Zucker
Zesten von 1 Zitrone
4 Eier
300 g Mehl
2 TL Backpulver
Salz
750 g Sauerkirschen, entsteint
2 EL Mandelblättchen
2 EL Puderzucker (Staubzucker)

Butter und Mehl für die Form

Backofen auf 180 °C vorheizen. Springform mit Butter einfetten und mit Mehl bestäuben.
Butter, Zucker und Zitronenzesten schaumig rühren. Eier nacheinander unterrühren. Mehl mit Backpulver und einer Prise Salz mischen und mit der Eiermasse verrühren. Teig in die Springform füllen, Kirschen darauf verteilen. Im vorgeheizten Backofen 45 Minuten backen. Auf einem Gitter auskühlen lassen.
Mandeln in einer Pfanne ohne Fett goldbraun rösten und über den abgekühlten Kuchen streuen. Den Kuchen mit Puderzucker bestäuben.

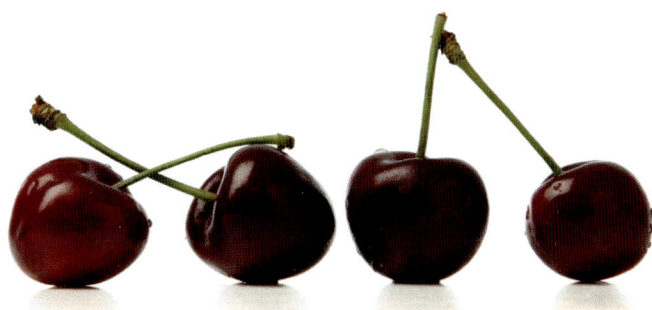

LEICHTE REZEPTE, Desserts

Für 12 Portionen
1 Tarteform, Ø 24 cm
658 kcal pro Portion
Vegan

Birnentarte
mit Walnüssen

Für den Teig:
180 g Dinkelmehl, fein gemahlen
100 g Margarine
Salz

Für den Belag:
3 Birnen, geschält und geviertelt
6 EL Orangensaft
1 Pkg. Vanillepuddingpulver
500 g Sojajoghurt
2 EL Birkenzucker

Für die Garnitur:
4 EL Zucker
100 g Cashewnüsse, grob gehackt

Aus Mehl, Margarine, Salz und 2 EL kaltem Wasser einen glatten Teig kneten. In eine Frischhaltefolie gewickelt ½ Stunde im Kühlschrank durchkühlen lassen.
Backofen auf 175 °C vorheizen.
Die Kerngehäuse der Birnenviertel herausschneiden. Birnen in ½ cm dicke Scheiben schneiden und in 3 EL Orangensaft einlegen.
Puddingpulver mit 3 EL Orangensaft verrühren. Mit Sojajoghurt und Birkenzucker vermischen.
Den Teig auf einer bemehlten Arbeitsfläche ausrollen, dann in eine gefettete und bemehlte Tarteform legen. Am Rand überstehenden Teig entfernen Teig in der Form etwas andrücken, den Rand ½ cm unter dem Rand der Form enden lassen. Birnenscheiben fächerförmig auf dem Kuchenboden verteilen, Joghurtmasse darübergießen.
Birnentarte bei 175 °C etwa 50 Minuten backen.
Gut durchkühlen lassen, am besten über Nacht.
Für die Garnitur Zucker in einer großen Pfanne bei mittlerer Hitze schmelzen lassen, gehackte Nüsse darauf verteilen. Achtung: Der Karamell soll nicht dunkel werden! Auf Backpapier ausgießen, abkühlen lassen. In grobe Stücke brechen oder schneiden. Nuss-Karamell erst vor dem Servieren auf der Birnentarte verteilen.

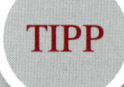

TIPP

Die hohe Kalorienzahl resultiert hauptsächlich aus diesem Nuss-Karamell. Wenn Sie kalorienbewusst vegan genießen möchten, lassen Sie einfach den Nuss-Karamell weg. Die Birnentarte schmeckt auch so!

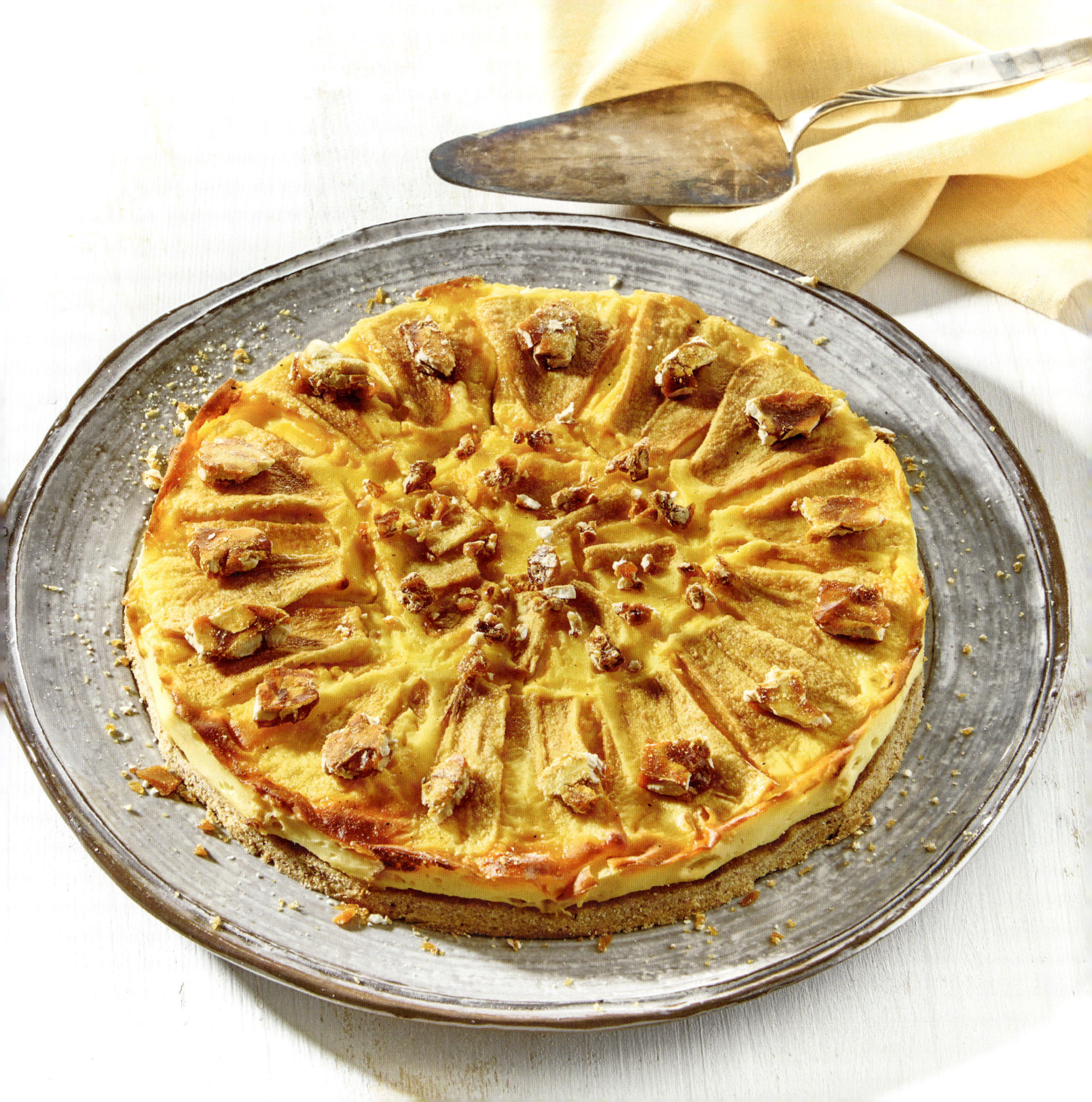

LEICHTE REZEPTE, Desserts

Für 10 Portionen
229 kcal pro Portion
Vegan

Apfel-Rhabarber-Strudel

Für den Teig:
Strudelteig siehe Basisrezept Seite 113

Sie können alternativ auch einen fertigen Strudelteig verwenden (2 Blätter).

Für die Fülle:
500 g Äpfel, geviertelt,
  vom Kernhaus befreit
  und blättrig geschnitten
250 g Rhabarber, ungeschält,
  in 1–2 cm breite Stücke geschnitten
150 g Haselnüsse, gehackt
50 g Rosinen
1 Vanilleschote (Bourbon)
100 g Zucker

Backofen auf 180 °C vorheizen.
Äpfel und Rhabarber mit Nüssen und Rosinen mischen. Vanilleschote der Länge nach halbieren, mit einem kleinen Messer das Mark auskratzen. Mark mit Zucker vermengen und unter die Obstmischung rühren.
Dünn ausgerollten Teig mit der Fülle belegen und zu einem festen Strudel rollen. Bei fertig gekauftem Strudelteig zwei Blätter übereinanderlegen, vorher die untere Lage dünn mit Butter bestreichen. Im vorgeheizten Backofen 25 Minuten goldgelb backen.

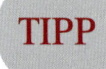

TIPP

Birkenzucker wird u. a. aus Birkenrinde gewonnen und ist unter dem Namen Birkengold oder Xylit bzw. Xylitol erhältlich. In Finnland galt er schon zur Zeit des Zweiten Weltkrieges als wirksame und gesunde Zuckeralternative.

Birkenzucker hat 40% weniger Kalorien als weißer Zucker und lässt den Blutzuckerspiegel kaum ansteigen (sein glykämischer Index beträgt 8, der des herkömmlichen Zuckers 70). Er fördert den Verdauungsprozess, da er im Darm wie Ballaststoffe wirkt. Mit seiner körnigen Konsistenz ist Birkenzucker zum Backen bestens geeignet.

Besonders interessant verhält sich Birkenzucker im Mund: Er bildet eine Hülle um die Zähne und schützt so vor Karies, zudem fördert er die Kalzium-Einlagerung und die Remineralisierung der Zähne. In Bioläden gibt es Zahnpasten, die keinen weißen Zucker (Sorbitol) enthalten, sondern ausschließlich Birkenzucker. Süßigkeiten für Kinder sind in China und Korea nur mit Xylit gesüßt – so bleiben die Zähne gesund.

LEICHTE REZEPTE, Desserts

Für 4 Portionen
164 kcal pro Portion

Apfel-Zimt-Creme

Zutaten:
2 Äpfel, geschält, in Würfel geschnitten
 und ½ Apfel, geschält, in feine Scheiben
 geschnitten
Saft von ½ Zitrone
5 Zimtstangen
4 Nelken
15 g Zucker
230 g Magerquark (Magertopfen)
130 g Joghurt mit 1,5 % Fett
20 g saure Sahne (Sauerrahm)
3 EL Honig
1 TL Zimt

Apfelscheiben in Zitronenwasser einlegen, um ein Verfärben zu verhindern. In Würfel geschnittene Äpfel mit 100 ml Wasser, 1 Zimtstange, Nelken und Zucker 10 Minuten bei mittlerer Flamme kochen lassen. Zimtstange und Nelken entfernen. Mit dem Stabmixer zu Apfelmus pürieren.
Quark, Joghurt, saure Sahne, Honig und Zimt zu einer glatten Masse verrühren. Apfelmus unterheben.
In kleine Schälchen füllen und mit Apfelscheiben und je einer Zimtstange garnieren.

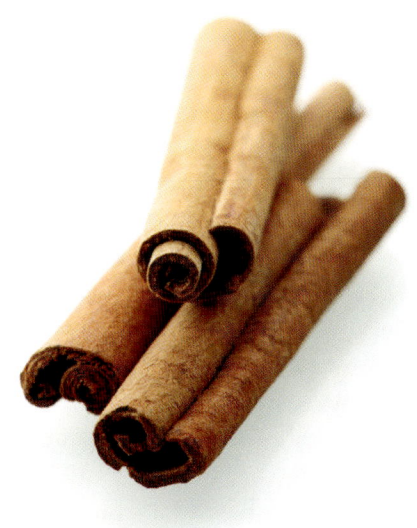

LEICHTE REZEPTE, Desserts

Für 4 Portionen
168 kcal pro Portion

Kürbiscreme
mit Honig, Rosinen und Muskat

Zutaten:
100 g Rosinen
2 EL Orangensaft
1 mittelgroßer Bio-Hokkaido-Kürbis
1 EL Butter
1 Muskatblüte
3 EL Honig
1 TL Muskat, gerieben

Rosinen in Orangensaft einlegen.
Oberes und unteres Kürbisende abschneiden. Kürbis halbieren, Kerne herausschaben. Kürbis in grobe Stücke schneiden.
1 EL Butter bei mittlerer Hitze erwärmen, Kürbisstücke dazugeben, kurz anbraten lassen. Mit 1 Tasse Wasser auffüllen. Muskatblüte dazugeben.
Im geschlossenen Topf bei mittlerer Hitze ½ Stunde schmoren lassen. Nach ca. 10 Minuten kontrollieren: Wenn das Wasser bereits verkocht ist, noch 1 Tasse Wasser zufügen. Vor Ende der Garzeit eventuell die Hitze erhöhen, das Wasser sollte zur Gänze verkocht sein. Muskatblüte entfernen.
Gekochten Kürbis mit dem Stabmixer pürieren. Honig und frisch geriebenen Muskat unterrühren. Rosinen unterheben. Je nach gewünschter Konsistenz eventuell auch den restlichen Orangensaft einrühren.

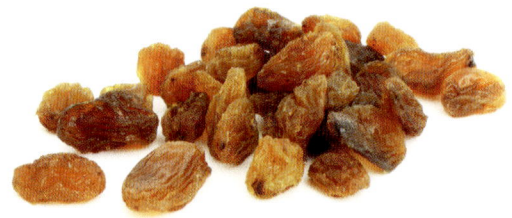

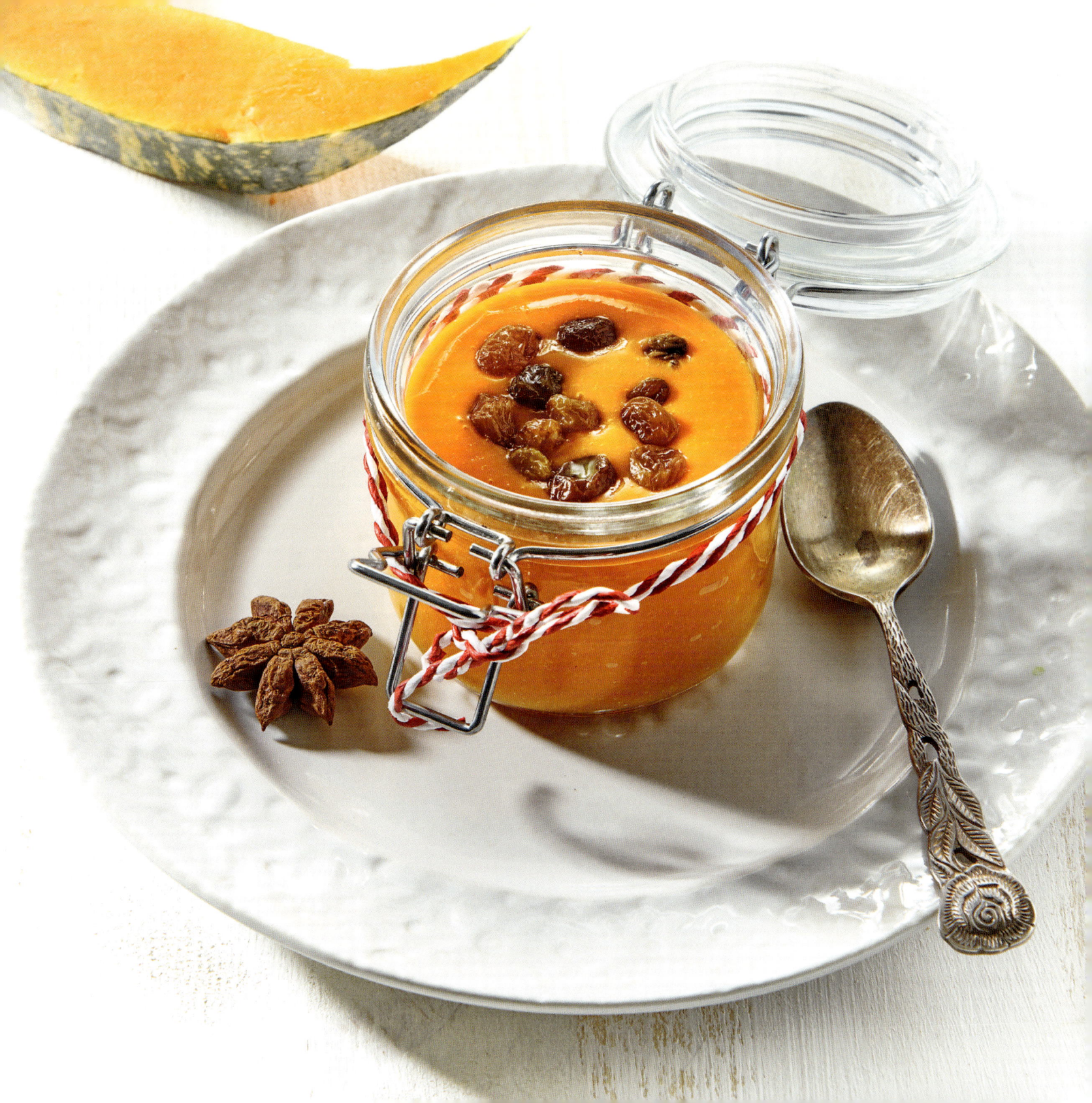

LEICHTE REZEPTE, Desserts

Für 4 Portionen
467 kcal pro Portion

Walnussschmarren
mit Beerenkompott

Für das Kompott:
60 g Beeren der Saison
1 EL Honig

Für den Schmarren:
70 g Mehl
125 ml Milch
4 Eier, getrennt
1 Pkg. Vanillezucker
1 TL Zimt
Salz
100 g geriebene Walnüsse
40 g Zucker

12 g Butter für die Pfanne

4 EL Puderzucker (Staubzucker) zum Bestäuben

Für das Kompott Beeren putzen und auf kleiner Flamme erwärmen, mit 40 ml Wasser 5 Minuten leicht köcheln lassen. Abkühlen, dann Honig einrühren.
Für den Schmarren aus Mehl, Milch, Eigelben, Vanillezucker, Zimt und 1 Prise Salz einen glatten Teig rühren. Walnüsse unterheben. Teig kurz ruhen lassen. Eiweiß zu festem Schnee schlagen. Sobald die Masse beginnt, fest zu werden, Zucker langsam einrieseln lassen. Ein Drittel der Schneemasse gut mit dem Teig verrühren. Den Rest vorsichtig unterheben.
Butter in einer Pfanne erhitzen. Den ganzen Teig zugeben und bei mittlerer Flamme stocken lassen. Teig, sobald er unten fest ist, in der Pfanne mit einem Schaber zerteilen. Die einzelnen Stücke wenden. Wenn die Teigstücke auf beiden Seiten goldgelb sind, eventuell weiter zerteilen.
Schmarren auf Tellern anrichten, mit Puderzucker bestreuen und mit dem Beerenkompott servieren.

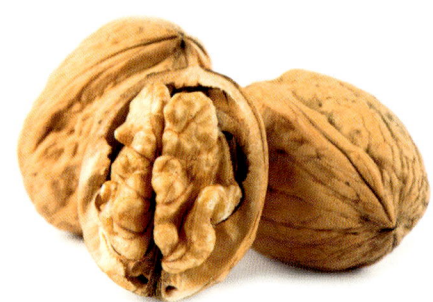

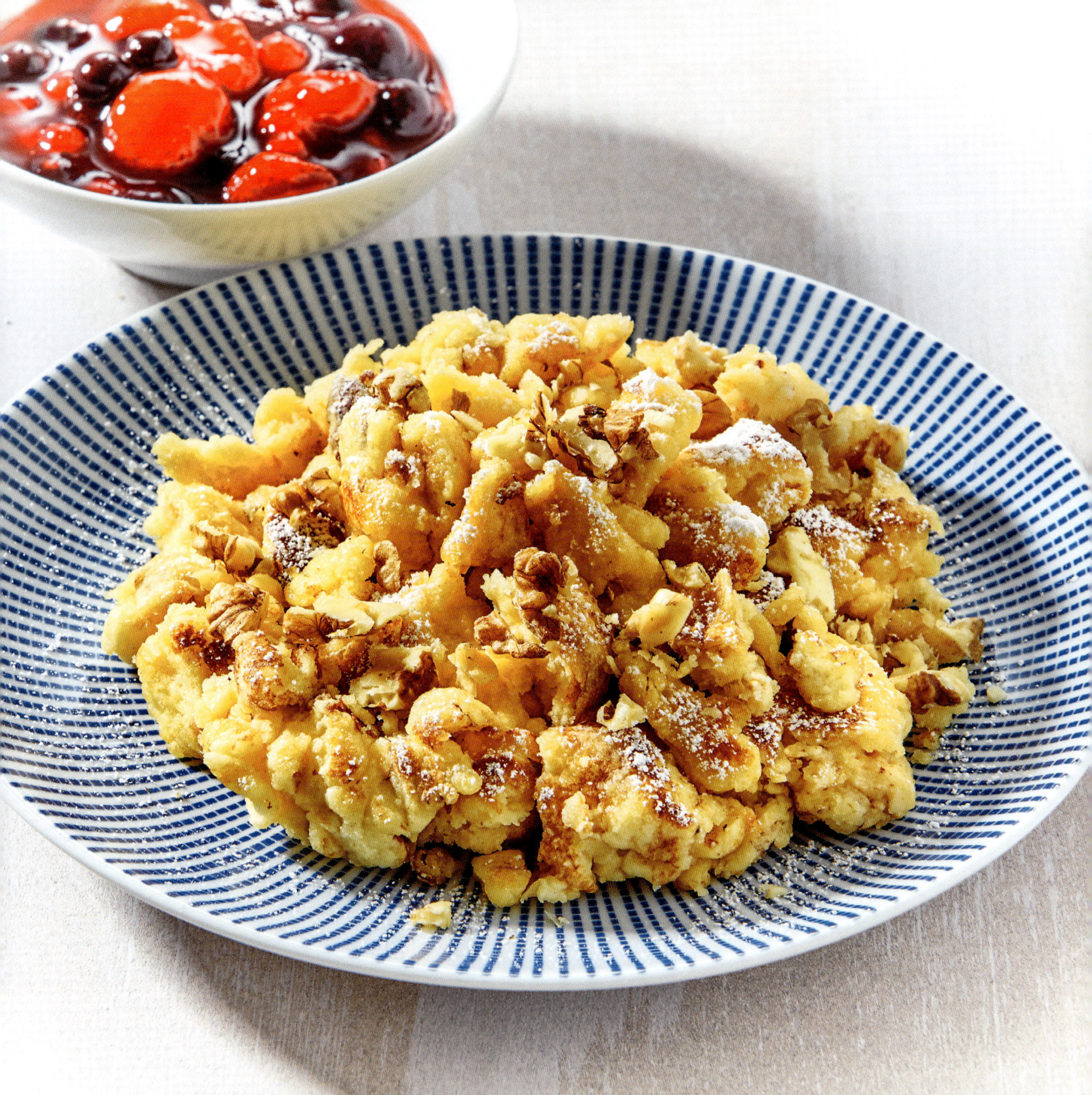

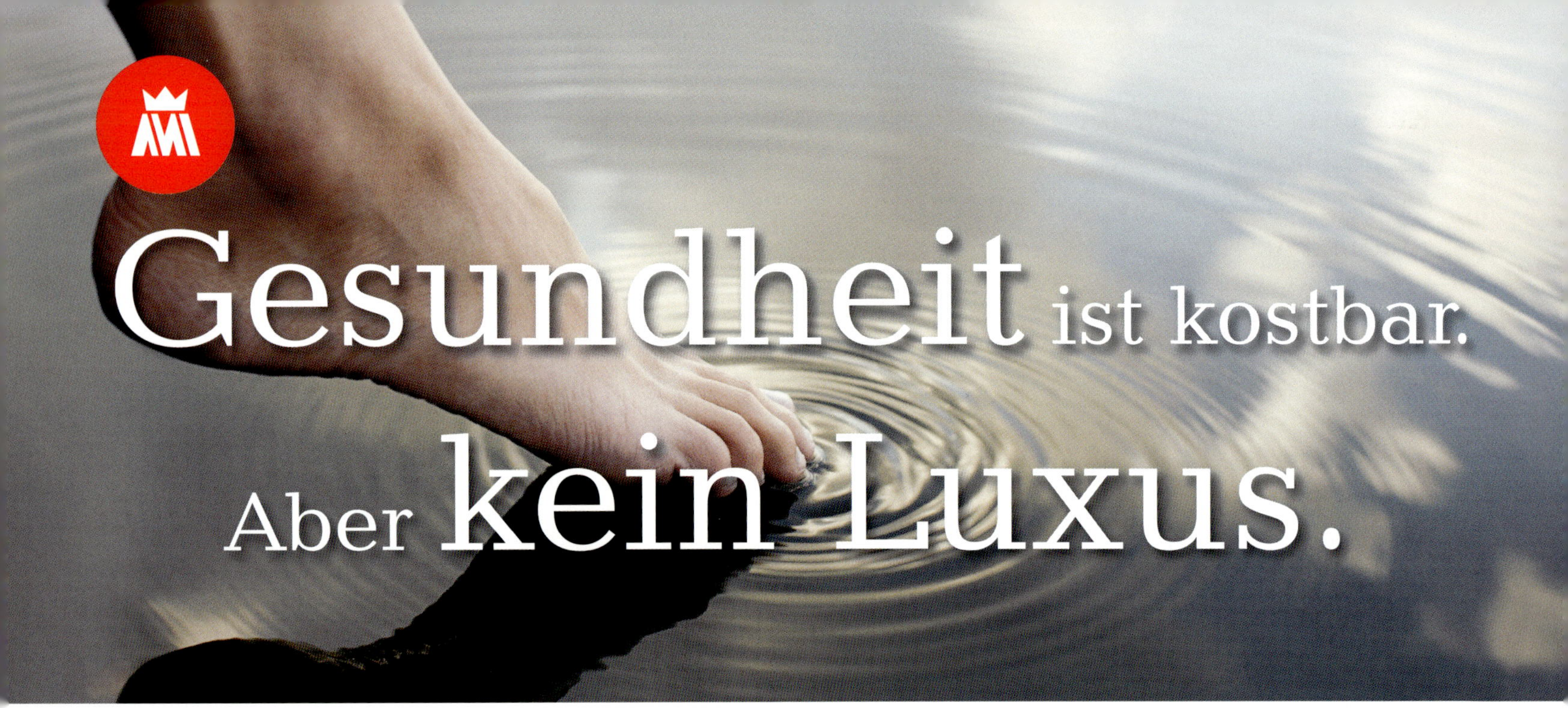

Gesundheit ist kostbar.
Aber kein Luxus.

Kloster Marienkron

Die Ursprünge des Klosters Marienkron, Abtei seit 1991, gehen zurück auf eine Gebetsstätte, die 1955 am Eisernen Vorhang errichtet wurde. Zisterzienserinnen der Abtei Seligenthal in Bayern nahmen in Mönchhof das Klosterleben im Rhythmus von Gebet und Arbeit auf. Abtei und Klosterkirche entstanden 1957/58, ein Gästehaus wurde 1969 eröffnet.

Die Zisterzienserinnen von Marienkron sind auch im Kurhaus präsent. Kneipp-Anwendungen sind seit jeher Domäne der Schwestern. Die Teilnahme an den Gebeten der Schwestern in der Klosterkirche steht allen Kurgästen offen. Angebote wie „Kloster auf Zeit" und „Einzelexerzitien" sind nach Absprache individuell und das ganze Jahr über möglich.

Informationen: *www.abtei-marienkron.at*

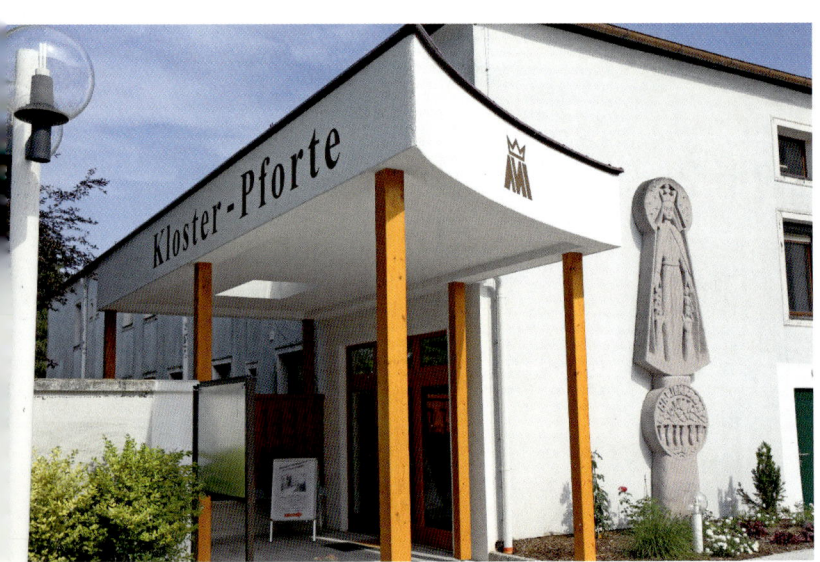

Kurhaus Marienkron

Kurangebote mit spiritueller Begleitung sind das Markenzeichen von Marienkron. Kurhaus und Abtei gewährleisten innere Sammlung, Ruhe und Naturerfahrung.

Das Kurhaus Marienkron ist seit der Gründung 1969 auf Fastenkuren und Kneipp-Anwendungen spezialisiert. Mehr als 130 Betten stehen zur Verfügung, die Ernährung ist nach modernsten Grundsätzen ausgerichtet, angeboten werden kalorienreduzierte und vegetarische Menüs, vegane Verpflegung ist möglich.

Ein professionelles Team an Ärzten und Therapeuten betreut die Kurgäste, der große Kurpark lädt ein zu Bewegung und Entspannung. Erholungssuchende schätzen in Marienkron die stimmige Mischung aus spirituellen Themen, kunsthandwerklichen und sportlichen Aktivitäten und kulturellen Highlights.

Informationen: *www.marienkron.at*

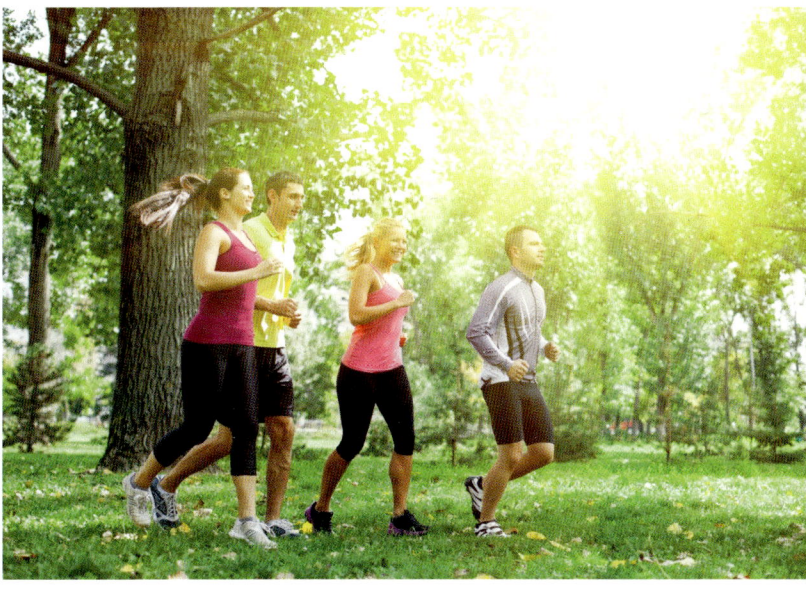

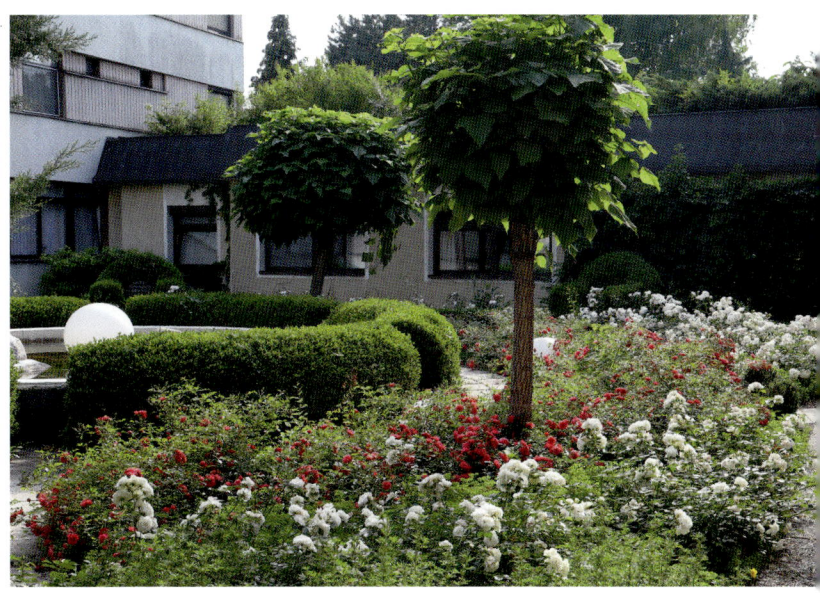

Kurhaus Marienkron GmbH
7123 Mönchhof, Birkenallee 2
T +43 (2173) 80205 - 0, F +43 (2173) 80205 - 40
reservierung@marienkron.at, www.marienkron.at

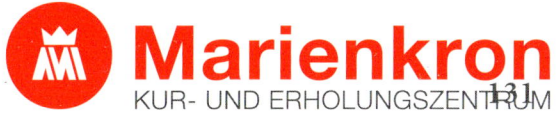